家常饮食巧用心
糖尿病不发愁

主 编 甘智荣

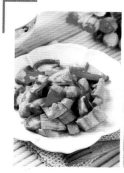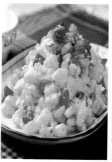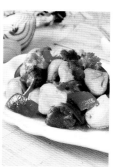

吉林科学技术出版社

图书在版编目（CIP）数据

糖尿病不发愁 / 甘智荣主编 . — 长春：吉林科学
技术出版社，2015.6
（家常饮食巧用心）
ISBN 978-7-5384-9318-4

Ⅰ．①糖… Ⅱ．①甘… Ⅲ．①糖尿病－食物疗法－食
谱 Ⅳ．① R247.1② TS972.161

中国版本图书馆 CIP 数据核字 (2015) 第 124973 号

糖尿病不发愁

TANGNIAOBING BU FACHOU

主　　编　甘智荣
出 版 人　李　梁
责任编辑　孟　波　李红梅
策划编辑　成　卓
封面设计　伍　丽
版式设计　成　卓
开　　本　723mm×1020mm　1/16
字　　数　200千字
印　　张　15
印　　数　10000册
版　　次　2015年7月第1版
印　　次　2015年7月第1次印刷

出　　版　吉林科学技术出版社
发　　行　吉林科学技术出版社
地　　址　长春市人民大街4646号
邮　　编　130021
发行部电话/传真　0431-85635177　85651759　85651628
　　　　　　　　　　85677817　85600611　85670016
储运部电话　0431-84612872
编辑部电话　0431-86037576
网　　址　www.jlstp.net
印　　刷　深圳市雅佳图印刷有限公司

书　　号　ISBN　978-7-5384-9318-4
定　　价　29.80元

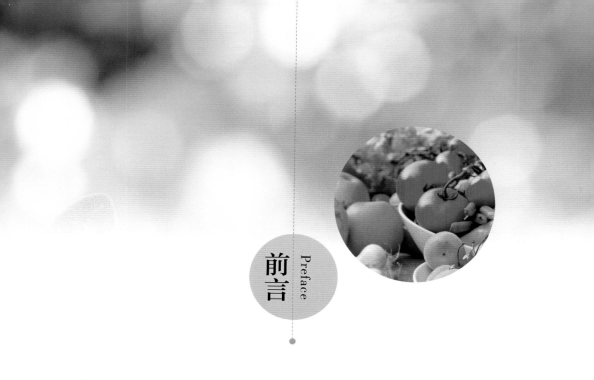

前言 Preface

据世界卫生组织公布的权威数据显示，全球糖尿病患者的人数已超过1.77亿，预计到2025年将达到3.7亿。在中国，糖尿病已成为继心脑血管疾病和癌症之后的第三大致死疾病，是严重危害人类健康的"甜蜜杀手"。为此，很多人不禁谈"糖"色变。

其实，面对糖尿病，你大可不必"如临深渊，如履薄冰"。要知道，糖尿病的发生与人们生活水平的提高、不健康的生活方式以及肥胖密不可分，通过良好的生活方式调养，预防并控制并发症，糖尿病患者也可以像健康人一样生活。那么，糖尿病患者日常饮食需要注意什么？如何让糖尿病患者也能享受美食的乐趣？

"授人以鱼，不如授人以渔。"本书从糖尿病患者最为关心的饮食问题入手，分4个章节，全面解读糖尿病，并介绍有关饮食防治糖尿病的诸多技巧，以期为糖尿病患者提供更为具体和直观的帮助，指导大家将科学的饮食调控方法有效运用到生活中，在有效控制血糖的同时，享受到丰富多样的健康饮食。

在书中，您不但可以找到关于糖尿病的科普知识，还能学习到不同食材的食用小窍门、每日食谱设计指导和安排、多种糖尿病并发症的饮食调养原则等内容。更为重要的是，本书特别为糖尿病患者精选200多道简单易做、具有降糖功效的家常菜肴，且每道菜品均配有一枚二维码，您只需拿起手机扫描相应的二维码即可观看菜品的全部制作过程，体验更便捷生动的阅览模式。希望无论是糖尿病患者、患者家人或朋友，还是所有关注健康的人，都能在阅读中有所收获。

目录 contents

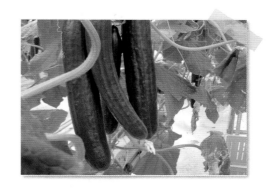

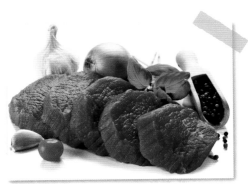

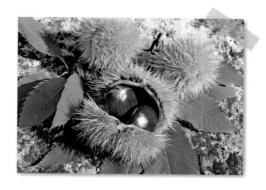

Part3　巧搭三餐，控制热量不发愁

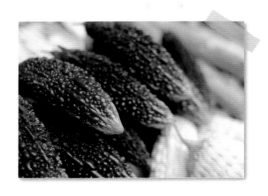

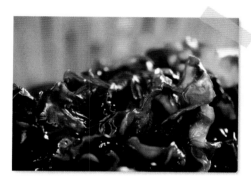

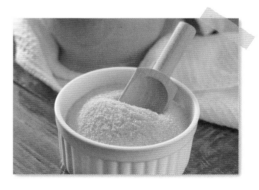

Part4　对症调养，15种糖尿病并发症的膳食巧安排

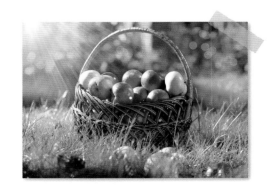

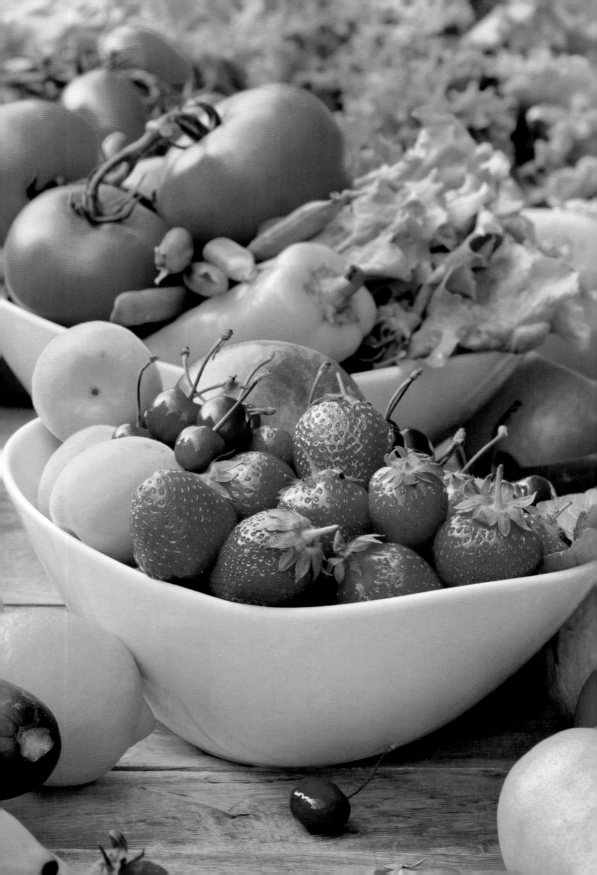

追本溯源，
全面解读糖尿病

Part 1

合理控制饮食，相信是绝大多数"糖友"每日必做的功课。那么，你吃对了吗？这样吃到底科学吗？本章将带领读者全面认识糖尿病，帮助"糖友"在掌握科学膳食原则和食物交换份法的基础上，根据自身情况计算每日所需热量，随时随地为自己制定美味多变的饮食方案。同时，针对糖尿病特殊人群的不同需求，我们还为您提供详细而科学的饮食建议，并列举出日常生活中容易陷入的饮食误区，帮助"糖友"们更加从容地面对饮食困扰。

认识糖尿病

现代物质文明让人们的生活有了诸多变化，饮食越来越丰富，生活更便捷，活动量随之减少，而所谓的"富贵病"也接踵而来，糖尿病便是其中的典型代表。糖尿病，你了解多少？日常生活该如何预防？

01 糖尿病的概念

糖尿病是一种由内外因素长期共同作用所导致的慢性、全身性、代谢性疾病。这种代谢性疾病是因胰岛素分泌缺陷或胰岛素作用缺陷引发的碳水化合物、蛋白质、脂肪、水和电解质等一系列代谢紊乱综合征。

糖尿病的发病原因有哪些？

①遗传因素：大约有5%的糖尿病患者属于遗传。

②后天因素：过多摄入高脂肪、高热量饮食，缺乏运动，生活无规律，肥胖等引起血黏度、三酰甘油和胆固醇升高，致使脂代谢紊乱，引起糖耐量异常，进而诱发糖尿病。

③其他因素：包括内分泌异常、使用

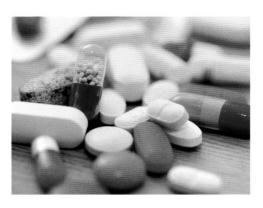

化学物质、药物或激素等，这类发病机制较复杂。

糖尿病有哪些典型症状？

糖尿病的典型症状为"三多一少"，即多食、多饮、多尿和消瘦。

多食：糖分丢失，热量不足以维持身体的基本需求，导致食量大增；高血糖也会刺激胰腺分泌，让人产生饥饿感，食欲亢进，食量增加。

多饮：排尿量增加，体内水分丢失较多，易引起口渴，饮水量和饮水次数也随之增多。

多尿：血糖过高，经肾小球滤出的葡萄糖不能完全被肾小管吸收，形成渗透性利尿。血糖越高，尿糖排泄越多，尿量越多，形成恶性循环。有的糖尿病患者一日尿量可达5000～10000毫升，排尿次数可达20余次。

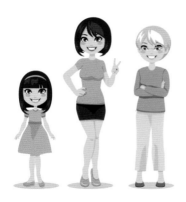

消瘦：体重减轻。由于胰岛素分泌不足，糖分不能充分被利用，于是需要分解脂肪和蛋白质来补充热量，导致糖尿病患者体内脂肪和蛋白质被大量消耗，进而出现体重减轻、身形消瘦的情况。

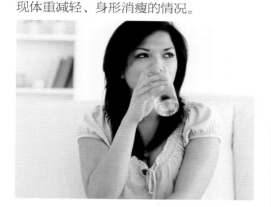

糖尿病分为哪几种类型？

1型糖尿病

1型糖尿病多发于儿童期或青春期。通常被认为是一种自身免疫性疾病，身体的免疫系统对体内产生胰岛素的β细胞做出攻击，最终导致体内无法正常分泌胰岛素，因此，患者需要注射外源性的胰岛素来控制体内的血糖。

2型糖尿病

2型糖尿病也称非胰岛素依赖型糖尿病，多在35岁之后发病。体内胰岛素的分泌减少和胰岛素抵抗，使身体不能有效使用胰岛素是导致2型糖尿病的主要因素，2型糖尿病患者较明显的症状是消瘦。

妊娠糖尿病

妊娠糖尿病是指女性妊娠期间患上的糖尿病，易发生在肥胖及高龄产妇身上。临床数据显示，有2%～3%的女性在怀孕期间会患上糖尿病，大部分病人（约70%）在分娩后糖尿病症状会自行消失，小部分病人分娩后仍有糖尿病或糖耐量异常。因此产后体重是预测这类病人日后是否发生显性糖尿病的重要因素。

其他型糖尿病

其他特殊型糖尿病不同于1型或2型糖尿病，与妊娠糖尿病也无关，包括胰腺β细胞的遗传性缺陷、内分泌病和化学物质或药物引起的糖尿病等。其他特殊类型的糖尿病虽然病因复杂，但患者数量还不到糖尿病患者总数的1%。

02 糖尿病的诊断

有糖尿病典型症状的患者，诊断较为容易，但部分糖尿病患者在发病初期往往没有明显症状，只能根据日常身体反射的一些信号来做初期糖尿病诊断，若符合则要开始监控血糖，去医院进一步确诊，勿粗心大意，错过最佳防治时期。

留意身体发射的信号

糖尿病到来之前，身体的防御系统都会自动发射一些预警信号，这时候您就要小心了：

①口干、口渴、口腔黏膜有瘀点、瘀斑、水肿，口内有烧灼感。

②经常或者反复发生感染，比如泌尿系统感染、疖肿及霉菌感染。

③小便次数增多，特别是夜尿频多、遗尿或排尿无力，长期反复发作尿频、尿急、尿痛等。

④女性顽固性外阴瘙痒，更年期妇女

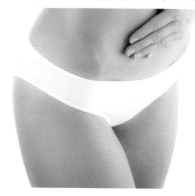

世界卫生组织（WHO）糖尿病诊断标准表

条件	餐后2小时血糖（mmol/l）	空腹血糖（mmol/l）	糖化血红蛋白（%）
正常	<7.8	<6.1	<6.0
空腹血糖障碍	<7.8	6.1～7.0	6.0～6.4
糖耐量受损	≥7.8	<7.0	6.0～6.4
糖尿病	≥11.1	≥7.0	≥6.5

注：mmol/l表示毫摩尔每升。

的内衣裤有白霜或裤脚上有尿迹白霜。

⑤视力障碍，如视物模糊、眼前飞蚊症、青光眼、白内障、视网膜病。

⑥男性阳痿、性功能减退，女性闭经或月经紊乱。

⑦四肢麻木、刺痛，对冷感觉迟钝。

⑧无明显原因餐前出现乏力、多汗、颤抖和饥饿感等低血糖症状。

⑨感冒后经常长疖疮或血压高，尿液白色，有甜酸气味。

糖尿病的诊断标准

血糖是血液中葡萄糖的总称，也是诊断糖尿病的依据。血糖正常值诊断的主要依据是血糖值与糖尿病并发症、糖尿病发生风险的关系，其中包括对餐后2小时血糖、空腹血糖及糖化血红蛋白的监测。

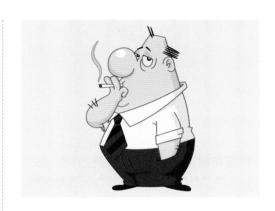

④患高血压、高血脂、冠心病者或血脂、血尿酸长期异常者。

⑤年龄在40岁以上者。

⑥长期工作压力大或精神紧张、情绪不稳定者，常见于脑力劳动者。

⑦缺乏体育锻炼的人群。

⑧吸烟、嗜酒者。

03 易患糖尿病人群

易患糖尿病人群指的是血糖正常，但患糖尿病可能性较大的人群，包括以下几类：①有糖尿病家族史的人。糖尿病具有遗传性，如果父母患糖尿病，其子女患糖尿病的可能性也较大。

②肥胖人群，尤其是腹部肥胖者。

③女性有分娩巨大胎儿史或怀孕期间患糖尿病者。

04 糖尿病的危害

糖是人体能量供应的主要物质，人体血糖水平只有稳定在一定范围之内，才能保证各脏器功能正常运行，一旦糖代谢发生紊乱，就会引起脂肪、蛋白质及电解质的代谢紊乱，诱发多种疾病，甚至可能危及生命。例如，脂肪代谢紊乱，脂肪组织大量分解，随之产生的酮体在体内脂肪分

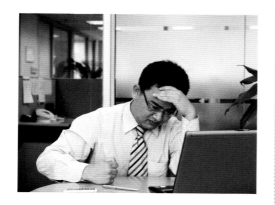

解后堆积，可使血酮体升高，造成酮血症，甚至造成酮症酸中毒及昏迷；而蛋白质代谢紊乱，会使机体抵抗力下降，易患结核病、皮肤坏疽、毛囊炎、泌尿系统感染及真菌性阴道炎等。

另外，糖尿病并发症是导致糖尿病死亡率和致残率增高的最主要原因，其比糖尿病对身体的危害更大。其中，糖尿病神经病变是糖尿病最常见的慢性并发症之一，全身各处的神经组织都有可能受到糖尿病的损害；而心脑血管并发症是糖尿病致命性并发症，是2型糖尿病最主要的死亡原因。

总的来说，长期高血糖状态对胰岛细胞不断刺激，会加重胰岛细胞的负担，使胰岛功能衰竭，病情进一步加重，进入恶性循环。

05 糖尿病的预防

糖尿病对健康的危害不容小视，日常生活中对糖尿病的预防同样很重要。糖尿病的预防主要包括一级预防、二级预防和三级预防。

一级预防

一级预防也称初级预防，是对糖尿病易感人群和已有糖尿病潜在表现的人群，通过有针对性地改变和减少不利的环境和行为因素，采用非药物或药物干预措施，最大限度地降低糖尿病发生的可能性。

在这个阶段主要是在发病危险高的人群中开展糖尿病筛查，一旦发现糖耐量受损或空腹血糖受损，就要进行干预。这一阶段，通过改善饮食和加强运动能有效降低糖尿病的发病率。

饮食上一定要注意控制热量摄入，坚持低糖、低盐、低脂、高纤维的饮食，并适量补充维生素。

二级预防

二级预防是针对已经诊断患有糖尿病的患者可能出现的并发症，尤其是慢性并发症的预防。二级预防的关键是尽可能地控制好糖尿病患者的血糖、血压，降低血脂紊乱和肥胖等诱发并发症的危险。

糖尿病患者，特别是老年糖尿病患者应将血糖监测纳入常规体检项目中，定期检查。一旦发现有皮肤瘙痒、视物模糊、多尿等症状，要及时测定和仔细鉴别，以达到早发现、早治疗的目的。

三级预防

三级预防是在糖尿病患者的血糖和病情无法得到有效控制的情况下，为了预防急性并发症和慢性并发症，并减少其伤残率和死亡率所采取的干预方式。这一阶段的预防主要是通过药物、饮食、运动等方式综合治疗糖尿病。

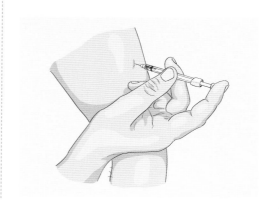

糖尿病患者的营养膳食原则

饮食与健康有着密切的关联，对于糖尿病患者来说，合理控制饮食仍是稳定血糖的关键。"糖友"们如何做到既可以选择丰富、美味的食物，又达到"随心所欲不逾矩"的目的呢？那么，糖尿病患者应牢记以下几个要点。

01 控制总热量

控制总热量是糖尿病患者饮食调养的首要原则。糖尿病患者饮食摄入的总热量应以维持理想体重或标准体重为原则，既要考虑胰岛 β 细胞的负担，又不能影响正常的机体代谢。人体每日需要的热量与其身高、体重、年龄、性别、劳动强度密切相关，糖尿病患者应根据其具体需求计算好每日所需总热量，并严格执行。

同时，还需控制好碳水化合物、脂肪和蛋白质三大"产热营养素"的摄入量。其中，碳水化合物提供的热量应占总热量的60%～65%，摄入的脂肪应占总热量的25%左右，而蛋白质应占总热量的10%～15%。

02 稳定多样，均衡饮食

糖尿病患者一天中可进食的食物量，在合理控制总热量的基础上，应该讲究营养均衡。根据"中国居民膳食宝塔"的要求，居民每日膳食应该包含谷物、蔬果、鱼肉蛋奶、豆类及油脂等食物。均衡膳食除了主张在饮食中要注重各类食物的选择外，还主张将各类食物平均分配到一天中的各餐中。正餐要包含五谷、鱼肉蛋类及蔬菜，加餐或零食可作为提供营养及补给少量热量之用。

03 主食粗细搭配，副食荤素搭配

粮食，有粗细之分。粗粮可防治便秘、痔疮、糖尿病和心血管疾病，也会使钙、铁、锌的吸收降低，还可能导致胃肠功能弱的人出现消化不良、腹胀、反酸等不耐受反应。细粮经过加工，口感好，但营养流失也较多。单纯只吃粗粮或细粮都不合适，"粗细搭配"才有利于合理摄取营养素。糖尿病患者每天应摄入一定量的粗粮和细粮。

荤素搭配是调配副食品的重要原则。荤素搭配能使人体的营养素摄入更为均衡合理，并帮助维持人体内的酸碱平衡。糖尿病患者日常饮食应均衡摄取蔬果、肉类食物。

04 增加膳食纤维

糖尿病患者饮食中增加膳食纤维的供给量，有诸多益处。首先，能调节血糖。膳食纤维进入人体后会吸水膨胀，使食物无法与消化道充分接触，从而阻碍葡萄糖的弥散，延缓血液对葡萄糖的吸收，降低胰岛素需求量，减轻胰岛细胞的负担，起到降低餐后血糖的作用。其次，可控制肥胖。食用富含膳食纤维的食物后，容易产生饱腹感，减少热量的摄入，还能促进多余糖分和油脂的排出，最终达到减肥的目的。糖尿病患者每日膳食纤维推荐摄入量为25～35克。

05 科学加餐

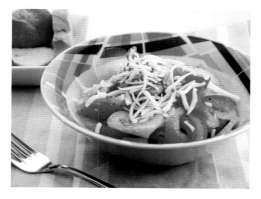

糖尿病患者往往在就餐后会出现明显的血糖升高，如果增加药物剂量，反而容易引起低血糖。坚持少量多餐则可以减少降糖药的使用量，防止血糖波动，还可以防止因低血糖而引发的反应性高血糖，或因饥饿而增加进食量的情况。

通常，在两餐之间或下一餐前出现明显饥饿感，或运动量过大，或出现低血糖反应等情况时，应立即进餐。在血糖较为稳定的情况下，糖尿病患者可定时定量加餐。加餐最好选择在9～10点、15～16点和晚上临睡前2小时。每次加餐的量不宜过多，以避免血糖过快上升。另外，糖尿病患者的加餐要在保持每日摄入总热量不变的前提下进行，也就是说加餐后要相应减少三餐的食量。除已发生低血糖外，糖尿病患者其余的加餐都应尽量选择血糖生成指数低的食物。

06 减少钠的摄入量

正常成年人每日食盐量约为6克，糖尿病患者应为4～5克。糖尿病患者体内环境对钠离子的浓度变化十分敏感，当体内钠离子浓度高时，会增加血容量，加重心、肾负担，严重时会引发高血压、冠心病、脑血管病变和肾脏疾病。除了食盐中的钠，其他含钠的食物也应加以控制。

07 正确饮水

专家建议，糖尿病患者也应像普通人一样，每天饮用2500毫升的水，除了饮食中含有的部分水外，其余1600～2000毫升的水要靠外部饮水供应。另外，在摄入较多的蛋白质食物、锻炼强度较大、出汗增多、沐浴等情况下，都应适当增加饮水量。糖尿病患者可选用的饮用水有白开水、淡茶水、矿泉水等，但不宜饮用可乐、雪碧等含糖饮料。

08 戒烟限酒

研究表明，长时间抽烟是糖尿病患者血糖难以控制的原因之一。烟草中含有影响肾上腺素排泄的物质，大口吸入卷烟，会使人神经兴奋，血管紧缩，还会增加抑制胰岛素分泌的成分，进而使血糖升高。因此，糖尿病患者最好戒烟。

饮酒则会抑制肝脏对糖的代谢，进而发生低血糖。因此，糖尿病患者最好不要饮酒，尤其是在空腹状态下。

合理设计"糖友"食谱

糖尿病患者的饮食有诸多讲究，那么，怎样才能吃得轻松又健康？如何吃得丰富而不单调？想必这些都是让糖尿病患者头疼，且难以把握的问题。想解决这些问题，不妨先从制定每日食谱开始吧！

01 计算每日所需热量

计算标准体重

人体每日所需总热量的设计以维持标准体重为原则。标准体重的计算方法有很多，我国目前通常采用以下方法计算成年人标准体重：

标准体重（千克）=身高（厘米）-105

判断自己的体型

单纯的体重测量并不能充分反映体内的脂肪含量，为此，在实际测试中通常会用体质指数（BMI）来衡量。根据科学的方法计算出体质指数，并对照BMI标准表，就能判断出自己的体型。体质指数的计算方法如下：

$$BMI=体重（千克）\div [身高（米）]^2$$

中国成人BMI标准表

体型	BMI
肥胖1级	≥40
肥胖2级	35～39.9
肥胖3级	30～34.9
超重	25～29.9
正常	18.5～24.9
低体重	<18.5

判断劳动强度

劳动强度一般分为：卧床休息、轻体力、中等体力和重体力四种。劳动强度的具体判断方法可参考下表。

劳动强度参考表

劳动强度	举例
轻体力劳动	打字、缝纫等手工作业或腿的轻度活动，如教师、售货员、钟表修理工等
中等体力劳动	外科医生和学生的日常活动、运输或建筑设备等操作、间断搬运中等重物、摘水果和蔬菜等
重体力劳动	非机械化的装卸、伐木、采矿等劳动，体育锻炼，搬重物等

确定不同劳动强度每日每千克标准体重所需的热量

不同劳动强度所需的热量是有差异的，劳动强度越大所消耗的热量越多，需要的热量也越多；低体重人群所需的热量较肥胖人群要多，具体量可参考下表。

不同劳动强度所需热量参考表

劳动强度 ＼ 体型	低体重	正常	超重
卧床	20 ~ 25	15 ~ 20	15
轻体力劳动	35	25 ~ 30	20 ~ 25
中等体力劳动	40	35	30
重体力劳动	45	40	35

单位：千卡①/每千克标准体重

计算每日所需的总热量

每日所需的总热量=标准体重×每日每千克体重所需的热量

02　合理安排一日饮食

分配一日三餐的热量

为了减轻胰岛负担，糖尿病患者应至少保证一日三餐。在确定每日所需总热量后，可按早、中、晚餐各1/3的比例分配，或按早餐1/5，中餐和晚餐各2/5的比例分配。这个比例也不是绝对的，有时根据身体需要会在早餐摄入较多的食物，而晚上活动较少则应减少进食量。

确定主食量

主食的摄入量会影响血糖值的改变，糖尿病患者可根据个人每日所需的热量来确定主食的进食量。

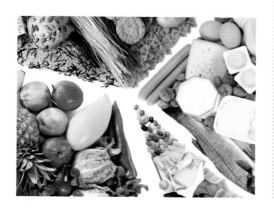

糖尿病患者每日不同热量需求下的主食量对应表

每日所需的总热量（千卡）	主食量（克）
1200	150
1300	175
1400	200
1500	225
1600	250
1700	275
1800	300
1900	325
2000	350
2100	375
2200	400

确定副食量

日常饮食中除了主食，还需要补充蔬果、肉类、豆类、油脂等副食，方可构成平衡膳食。糖尿病患者由于情况特殊，食用每种副食的量与正常人也会有所差异，具体食用量可参考以下标准。

①注：1千卡=4.186千焦

糖尿病患者每日副食品种及推荐用量表

副食品种	推荐用量
蔬菜	500克
瘦肉	100～150克
蛋类	1个鸡蛋（以1周3～5个为好）或2个蛋清
豆类及其制品	50～100克
奶及奶制品	250克
水果	＜200克（在病情稳定的情况下）
油脂	＜20克

一日饮食内容安排

在确定每日所需的总热量之后，我们可以利用食物交换份法计算出每日所需食物的总份数，并根据主副食量确定每类食物的食用份数。这样，糖尿病患者就能轻松安排每日饮食了。

不同热量需求的糖尿病患者一日饮食内容举例表

热量	交换份数	谷薯类		蔬果类		肉蛋类		浆乳类		油脂类	
千卡		克	份	克	份	克	份	克	份	克	份
1200	14	150	6	500	1	150	3	250	1.5	20	2
1400	16	200	8	500	1	150	3	250	1.5	20	2
1600	18	250	10	500	1	150	3	250	1.5	20	2
1800	20	300	12	500	1	150	3	250	1.5	20	2
2000	22	350	14	500	1	150	3	250	1.5	20	2
2200	24	400	16	500	1	150	3	250	1.5	20	2

03 食物交换份

食物交换份就是按照食物的来源、性质，将食物分为四组八大类，同类食物在一定重量内，所含营养素大致相似，则可以进行交换。为了便于控制总热量，规定每类食物中每份食物所含的热量为90千卡（约376千焦）。糖尿病患者掌握了此交换份法之后，便可根据自身病情，在原则范围内灵活运用，不仅可以有效控制总热量，还能使饮食选择更多样化。

原则：①同类食物之间可以互换。在谷物类食物中，25克大米可以与25克小米互换。②不同类食物之间也可以互换。当不同类食物的营养素结构相似时，才可以互换，如大豆为糖尿病患者一般性可食的食物，若某日没有进食豆类食物，就可以从肉类食物中选择替换。通常提倡不同种类的食物进行交换，以避免偏食某一种食

食物交换份表

组别	类别	每份重量/克	热量/千卡	蛋白质/克	脂肪/克	碳水化合物/克
谷薯	谷物类	25	90	2	–	20
果蔬	蔬菜类	500	90	5	–	17
	水果类	200	90	1	–	21
肉蛋豆奶	肉蛋类	50	90	9	6	–
	豆类	25	90	9	4	4
	奶制品类	160	90	5	6	–
油脂	坚果类	15	90	4	7	2
	油脂类	10	90	–	40	–

物而导致其他营养素的缺乏，如为了多吃肉类而减少蔬果的食用量。③生、熟食物间的互换力求平衡。食物交换份法基本上计算的是食物的生重，但在实际生活中，人们往往计算的是食物的熟重。因此，糖尿病患者在生、熟食物的互换中应注意两者的重量关系，在选择时要根据所需的热量适当调整，使膳食平衡，如一两大米，生重是50克，而熟米饭是130克左右。

04　具体案例分析

李女士，今年40岁，身高165厘米，体重62千克，办公室职员，患糖尿病2年，无并发症。请为李女士安排一日饮食。

第一步：计算理想体重。理想体重=165－105=60（千克）。

第二步：判断体型。李女士的BMI指数为：$62 \div (1.65)^2 \approx 22.77$，根据"中国成人BMI标准表"可判断李女士的体型为正常。

第三步：判断劳动强度。由于李女士为办公室职员，所以属于轻体力劳动者。

第四步：计算总热量。每日所需的热量为60（千克）×30千卡/千克=1800千卡。

第五步：安排一日饮食内容。对照"不同热量需求的糖尿病患者一日饮食内容举例表"，李女士一日饮食内容包括：谷类12份，蔬果1份，肉蛋类3份，浆乳类1.5份，油脂类2份。如果李女士每日进食5餐，其一日具体饮食安排可参看下表。

1800千卡热量一日饮食安排表

餐次	饮食内容			
早餐	谷类2份		鸡蛋1个	浆乳类1.5份
加餐	谷类1份			
中餐	谷类4份	蔬菜0.5份	肉类1份	
加餐	谷类1份	水果0.5份		
晚餐	谷类4份	蔬菜0.5份	肉类1.5份	

糖尿病特殊人群的日常饮食安排

饮食疗法是治疗糖尿病最重要的方法，不仅影响糖尿病病情，也影响其他治疗方法的效果，然而针对不同的人群，饮食方法也会不同，在日常饮食保健中也要多加注意。

01 老年糖尿病患者日常饮食安排

老年糖尿病患者是糖尿病患者中所占比例最多的人群，且容易并发心脑血管疾病，因此，合理安排老年糖尿病患者的饮食，对防治并发症、维持老年人身体健康有积极作用。

（1）谷物、蔬果、肉禽、蛋、奶、豆类每天都要摄入，以维持均衡膳食，忌偏食其中的任何一种。

（2）可适量补充铬、锌、镁等具有降糖功效的微量元素。

（3）多吃粗粮、新鲜的蔬菜等富含膳食纤维的食物。

（4）宜选择清淡、易消化、富含优质蛋白的食物。不过，肾功能不好或并发肾病的老年糖尿病患者，应减少蛋白质的摄入。

（5）脂肪和胆固醇含量高的食物，如油炸食品、动物内脏、肥肉等要少吃或不吃。

（6）减少食盐的摄入，以每天不超过4克为宜。

（7）坚持少量多餐、定时定量定餐的原则。

（8）多饮水，限制饮酒。

02 儿童糖尿病患者日常饮食安排

儿童糖尿病指在15岁或20岁前发生的糖尿病，主要由遗传、不合理的饮食及肥胖等因素所致。其饮食应遵循如下原则：

（1）供给充足的热量。较胖的儿童则要适量减少热量的供应。

（2）蛋白质的摄入要充足。每日每千克体重以摄入2～3克蛋白质为宜，其中优质蛋白应占总蛋白质的50%左右，宜选用牛奶、鸡蛋、瘦肉、鱼类等食物。

（3）常吃富含维生素、矿物质的蔬菜。蔬菜宜选择含糖量少的黄瓜、白菜、萝卜等。

（4）适当增加富含膳食纤维的食物，如玉米、粗粮、新鲜绿叶蔬菜等。

（5）宜少量多餐。

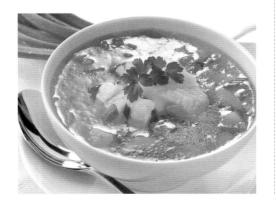

（6）限制进食高脂肪和高胆固醇的食物。

（7）远离碳酸饮料。碳酸饮料均含有较高的糖分和热量，过量饮用可能引起肥胖。

03 妊娠糖尿病患者日常饮食安排

妊娠期糖尿病患者通常会出现进食多、口渴多饮、尿多，孕妇体重减轻，并伴有严重的恶心、呕吐等症状，病情严重者还可能出现电解质紊乱。妊娠期糖尿病如不及时治疗，可能导致胎儿先天畸形。

（1）可常吃一些富含叶酸且对血糖影响小的绿叶蔬菜和豆类。

（2）适量进食鱼、肉、蛋、奶类食物，保证优质蛋白的供给，还可多吃五谷杂粮和豆类食品，以增加体内植物蛋白。

（3）增加膳食纤维、维生素和微量元素的供给量。

（4）宜少量多餐，将每天需要摄取的食物分为5～6餐食用。妊娠期糖尿病患者可在临睡前吃点零食，如牛奶、豆制品等，以防止低血糖。

（5）尽量避免食用加有蔗糖、砂糖、葡萄糖、冰糖、麦芽糖等糖类的食品和饮料。

（6）减少坚果类食物的数量。

04 消瘦型糖尿病患者日常饮食安排

消瘦型糖尿病患者需要通过增加进食量，增加能量供给，以恢复到正常体重，维持生理平衡。

（1）每日摄入的总热量可以适当增加，避免摄入过多的脂肪。

（2）增加蛋白质的摄入，一般以每

千克体重1.2～1.5克为宜，可多吃些奶制品、豆制品、瘦肉、蛋等高蛋白食物。

（3）维生素和铁的摄入量应充足。

（4）少食多餐，保证设计的膳食量能够充分摄入。

（5）积极监测体重，一旦体重恢复到正常应及时将饮食调整至正常水平，避免因食用过量而引起血糖升高。

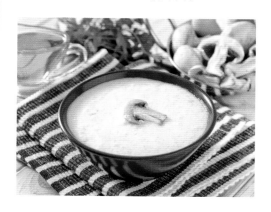

05 肥胖型糖尿病患者日常饮食安排

肥胖型糖尿病患者的饮食调养，在遵循糖尿病患者饮食原则的基础上，要减少总热量、脂肪的摄入，以有效控制体重，预防其他并发症。

（1）坚持低热量饮食，严格限制总热量的摄入。

（2）高蛋白饮食，蛋白质的摄入量应较普通患者稍多一些。

（3）碳水化合物的摄入量应适当减少，每日的主食量以150～200克为宜。

（4）限制脂肪的摄入，动物内脏、油炸食品、花生、开心果、腰果等富含油脂的食品要少吃或不吃。

（5）适量补充维生素和矿物质。

（6）选用蒸、煮、炖等烹调方式制作食物，避免使用煎、炸的方式。

（7）傍晚和临睡前不宜进食较多食物。

走出糖尿病患者饮食误区

多数糖尿病患者都清楚科学饮食的重要性，但在具体实施过程中，受某些错误观念的误导，往往会陷入误区，结果非但没能使病情得到改善，而且给正常生活带来了许多麻烦。

01 ▶ 只吃粗粮不吃细粮

粗粮中富含膳食纤维，有延缓餐后血糖升高、降血脂和通大便的功效，对维持血糖稳定有益。不过，大量进食粗粮，会增加胃肠负担，造成腹胀、早饱、消化不良，甚至还会影响下一餐进食。另外，大量进食粗粮，还会阻碍机体对钙、铁、锌等元素的吸收，以及降低蛋白质的消化吸收率。因此，糖尿病患者应将粗粮与细粮搭配食用，这样既能发挥粗粮的功效，又能避免因粗粮进食过多而产生的不良反应。

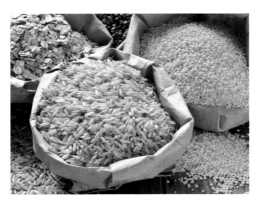

02 ▶ 吃多了吃药就行

有的糖尿病患者觉得，只要把降糖药

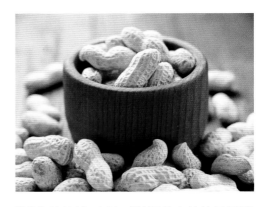

的服用剂量加大就可以把多吃的热量抵消掉。事实上，这样做不但影响了平日饮食控制的效果，而且还加重了胰岛的负担，进而增加了低血糖及药物的毒副作用发生的可能，对于病情的控制是非常不利的。

03 ▶ 零食多吃一点没关系

部分糖尿病患者三餐饮食控制比较理想，但由于贪吃或其他原因，养成了吃零食的习惯，对瓜子、花生等食物不加限制。其实，这也破坏了糖尿病患者控制饮食的原则。大多数零食是含油脂量或热量较高的食品，任意食用会使总热量超过每日所需的标准。因此，糖尿病患者最好坚持少量多餐的原则，避免进食花生、瓜子和薯片等脂肪含量高的零食。

04 只吃素食，不吃荤食

糖尿病患者需要控制血糖，且需要严格控制每日饮食的总热量，但这并不是意味着糖尿病患者只能吃素食，而不能吃肉类食物。在糖尿病患者的饮食疗法中，均衡营养也是必不可少的一个方面。尽管肉类食物中含有较多的脂肪和热量，但其营养价值也是植物性食物无法替代的。肉类食物中所含的蛋白质较多，且含有植物蛋白所缺乏的赖氨酸，肉类食物还是部分维生素的良好来源，长期不吃肉，可能造成维生素缺乏。与此同时，肉类食物中的营养素更容易被人体吸收。

因此，糖尿病患者为了保证营养素摄入的均衡、充足，饮食应坚持荤素搭配。

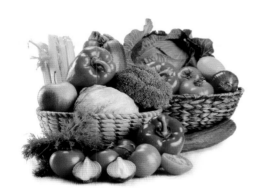

05 患了糖尿病就不能吃水果

水果中含有糖分，因而有些糖尿病患者便对水果"避之不及"。其实，水果中除了含有糖分，还含有维生素、果胶及矿物质，它们对人体健康非常有益。同时，这些营养素并不会增加胰岛负担，还会刺激葡萄糖的代谢，起到降血糖的作用。

糖尿病患者的血糖稳定在正常水平并平稳一段时间后可以食用水果，不过，糖

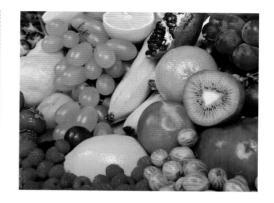

尿病患者吃水果一定要有定量的概念，应根据水果中含糖量、淀粉的含量以及各种不同水果的血糖指数而定。糖尿病人吃水果的大前提是水果要少吃，切莫大量吃。大量吃可能造成血糖迅速升高，而持续时间较长的高血糖会加重胰腺负担。

06 植物油多吃无妨

有些糖尿病患者认为，植物油中含有大量的不饱和脂肪酸，比动物油要好，因此只要不吃动物油，就不会有问题。事实上，不管是动物油，还是植物油，都是脂肪，脂肪属于高热量的食物。如果不加控制，就容易使热量摄入超标，进而影响血糖的控制。因此，糖尿病患者每日摄入的植物油不宜超过25克。

07 不甜就随便吃

有些糖友认为，糖尿病就意味着与甜的食物绝缘，所以平时对市场上出售的糖尿病专用面包、饼干等食品都不加以控制。面包、饼干同主食一样，吃下去会在体内转化成葡萄糖，导致血糖升高。糖尿病患者即使吃的食物不甜，也需要计算进食的总热量，才能达到控制饮食的目的。

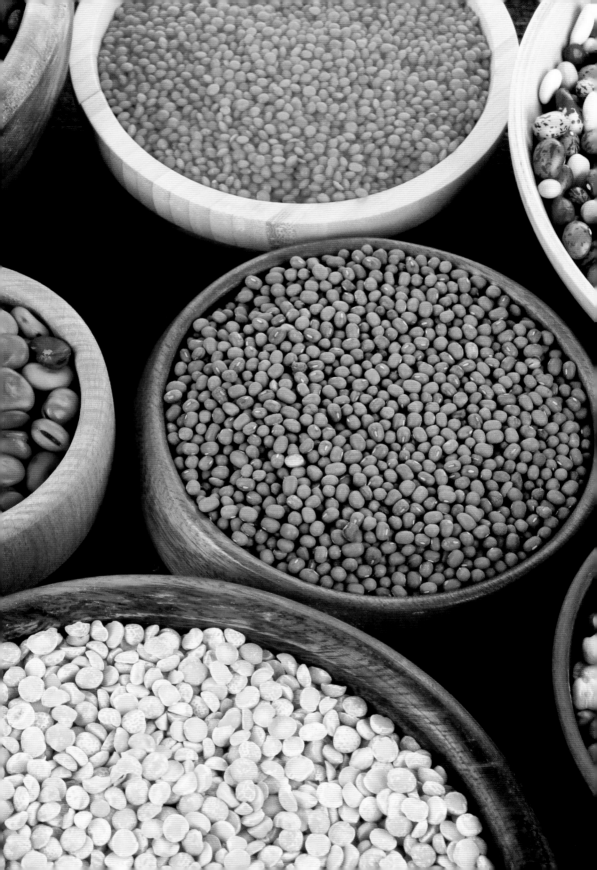

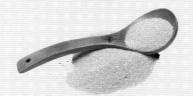

精心选"材"，
轻轻松松降血糖

饮食疗法是治疗糖尿病的关键手段，它对患者的饮食质量和数量都有严格的限制，这也使得许多患者在食物的选择上往往无从下手，不知该吃什么才好。其实，糖尿病患者的饮食也可以丰富多样，在日常生活中，有许多天然食物都能够起到控制和降低血糖的作用。本章精选出多种有益降糖的食材，并推荐多道营养食谱，让读者在轻松解决吃的烦恼的同时，亦能将血糖稳定降下来。

谷物类

谷物类食物是日常饮食中糖类的主要来源，如果人体摄入糖类不足，身体就会动用脂肪和蛋白质来提供能量。脂肪分解会产生酮体，易导致酮症酸中毒；蛋白质分解，日久则会导致消瘦、乏力、抵抗力低下，极易继发各种感染。

食用窍门

1.控制热量。谷物类食物热量较高，摄入量应控制每日200～350克。
2.粗细搭配。谷物类食物有粗、细之分，食用的时候应以杂粮和全谷类食物为主，降低细粮的摄入比例。
3.先浸泡后烹制。谷物类食物烹饪的时间越长，糊化程度越高，血糖生成指数也就越高，对控制血糖不利。先将食物浸泡，再煮，能有效缩短煮的时间。

推荐食物

小米、玉米、薏米、黑米、燕麦、大麦、荞麦、黄豆、红豆、黑豆、红腰豆等。

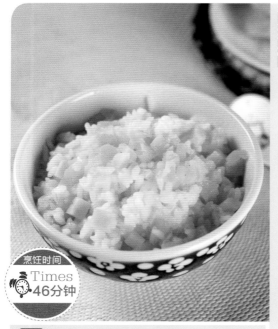

烹饪时间
Times
46分钟

菠萝蒸饭

烹饪方法：蒸　　1人份

原料

菠萝肉70克，水发大米75克，牛奶50毫升

做法

1.洗净的大米装入碗中，倒入适量清水，待用；菠萝肉切片，改切成粒。2.烧热蒸锅，放入处理好的大米；盖上盖，用中火蒸30分钟。3.揭盖，将菠萝放在米饭上，加入牛奶。4.再盖上盖子，用中火蒸15分钟；揭开盖，把蒸好的菠萝米饭取出。5.用筷子翻动，稍冷却后即可食用。

能量计算 总热量约349.8千卡/蛋白质7.9克
脂肪9.8克/糖类75.5克

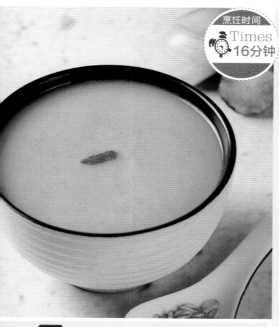

Times 16分钟

燕麦枸杞山药豆浆

烹饪方法: 煮　🍴 1人份

⊘ 原 料

水发黄豆40克，枸杞5克，燕麦15克，山药25克

做 法

1. 将已浸泡好的黄豆倒入碗中，注入适量清水，搓洗干净，沥干水分备用。2.取豆浆机，倒入备好的枸杞、燕麦、山药、黄豆，注入清水，至水位线即可。3.盖上豆浆机机头，选择"五谷"程序，再选择"开始"键，待豆浆机运转约15分钟，即成豆浆。4.将豆浆机断电，取下机头，把煮好的豆浆倒入滤网，滤取豆浆，将滤好的豆浆倒入碗中即可。

能量计算 总热量约256.9千卡/脂肪3.9克
蛋白质10克/糖类50.1克

玉米燕麦粥

烹饪方法: 煮　🍴 2人份

⊘ 原 料

玉米粉100克，燕麦片80克

做 法

1. 取一碗，倒入玉米粉，注入适量清水，搅拌均匀，制成玉米糊。2.砂锅中注入适量清水烧开，倒入燕麦片，大火煮3分钟至熟。3.加入玉米糊，拌匀，续煮一会儿，至食材熟软；关火后将煮好的粥盛出，装入碗中即可。

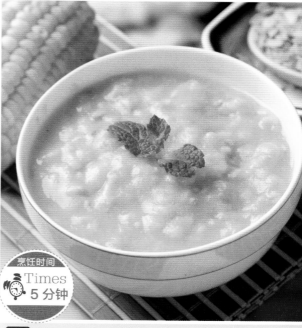

Times 5分钟

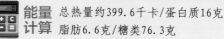

能量计算 总热量约399.6千卡/蛋白质16克
脂肪6.6克/糖类76.3克

燕麦五宝饭

烹饪方法：煮　　🍚 2人份

烹饪时间 Times 21分钟

原料

水发大米120克，水发黑米60克，水发红豆45克，水发莲子30克，燕麦40克

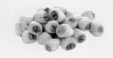

做法

1.砂锅中注入适量清水烧热。2.倒入洗好的大米、黑米、莲子、红豆、燕麦，用勺搅拌均匀。3.盖上盖，烧开后用小火煮20分钟至熟；关火后揭开盖，将煮熟的饭盛出即可。

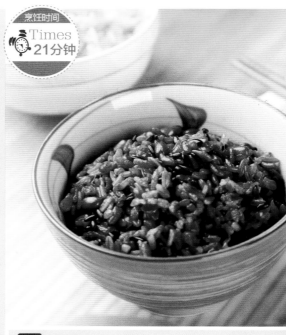

能量计算 总热量约1004.1千卡/蛋白质34.8克　脂肪6克/糖类212.3克

芝麻玉米豆浆

烹饪方法：煮　　🍚 1人份

原料

黑芝麻25克，玉米粒40克，水发黄豆45克

做法

1.把备好的黑芝麻、玉米粒、黄豆倒入豆浆机中，注入适量清水，至水位线即可。2.盖上豆浆机机头，选择"五谷"程序，再选择"开始"键，开始打浆，待豆浆机运转约20分钟，即成豆浆。3.将豆浆机断电，取下机头，把煮好的豆浆倒入滤网，滤取豆浆，再倒入碗中即可。

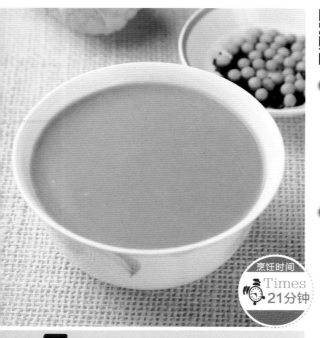

烹饪时间 Times 21分钟

能量计算 总热量约336.7千卡/蛋白质22.1克　脂肪30.7克/糖类30.5克

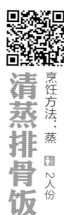

清蒸排骨饭

烹饪方法：蒸

2人份

原 料

米饭170克，排骨段150克，上海青70克，蒜末、葱花各少许

调 料

盐3克，鸡粉3克，生抽、料酒、生粉、芝麻油、食用油各适量

能量计算　总热量约630.3千卡/蛋白质30.7克
脂肪35.5克/糖类47.7克

烹饪时间
Times
32分钟

做 法

1. 处理好的排骨段放入碗中，加盐、鸡粉、生抽、蒜末、料酒、生粉，拌匀；再淋入芝麻油，拌匀，装入蒸盘，腌渍约15分钟，待用。

2. 开水锅中，加入盐、食用油，下入切好的上海青，煮约半分钟，捞出。

3. 蒸锅上火烧开，放入蒸盘，盖上盖，用中火蒸约15分钟。

4. 揭盖，取出蒸好的排骨，放凉待用；将米饭装入盘中，摆上上海青、排骨，点缀上葱花即可。

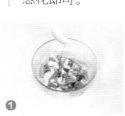 ❶　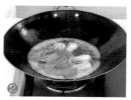 ❷　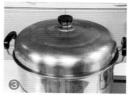 ❸　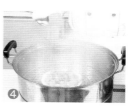 ❹

栗子燕麦豆浆

烹饪方法: 煮　　👤 2人份

🍲 原料

水发黄豆55克，水发燕麦40克，板
栗肉20克

🥢 做法

1. 将洗净的板栗肉切成小块，装入碗中，待用。

2. 已浸泡好的燕麦、黄豆倒入碗中，加入适量清水，搓洗干净，沥干水分。

3. 把备好的黄豆、燕麦、板栗肉倒入豆浆机中，注入适量清水，至水位线即可。

4. 盖上豆浆机机头，开始打浆，待豆浆机运转约20分钟，即成豆浆。

5. 将豆浆机断电，取下机头，把煮好的豆浆倒入滤网，滤取豆浆。

6. 将过滤好的豆浆倒入杯中，用汤匙捞去浮沫，待稍微放凉后即可饮用。

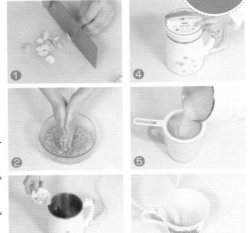

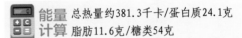

能量计算 总热量约381.3千卡/蛋白质24.1克
脂肪11.6克/糖类54克

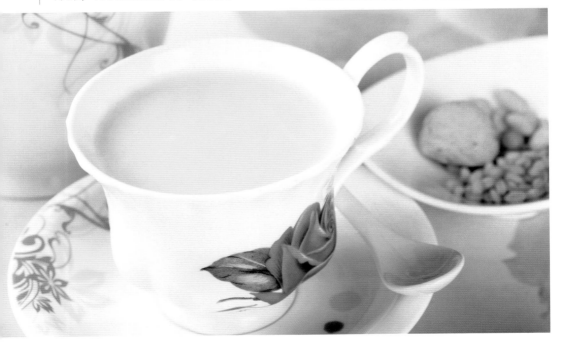

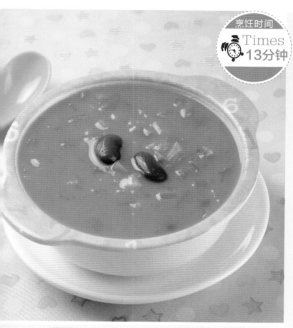

烹饪时间
Times
13分钟

番茄红豆汤

烹饪方法：煮　　3人份

🍃 原 料

西红柿50克，紫薯60克，胡萝卜80克，洋葱60克，西芹40克，熟红腰豆180克

🍶 调 料

盐2克，鸡粉2克，食用油适量

🧭 做 法

1. 将洗净的西红柿、西芹切丁；洗好的洋葱、胡萝卜、紫薯切粒。2. 用油起锅，倒入洋葱，炒香；倒入紫薯、西芹、西红柿、胡萝卜、熟红腰豆，拌炒匀。3. 倒入适量清水，搅拌匀；加入盐、鸡粉，拌匀调味，中火煮10分钟至食材熟透。4. 用锅勺搅拌均匀，将锅中汤料盛入碗中即可。

能量　总热量约279.5千卡/蛋白质13.5克
计算　脂肪1.7克/糖类54.6克

绿豆薏米饭

烹饪方法：蒸　　1人份

🍃 原 料

水发绿豆30克，水发薏米30克，水发糙米50克

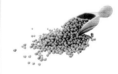

🧭 做 法

1. 将备好的绿豆、薏米、糙米装入碗中，混合均匀，倒入适量清水，备用。
2. 将装有食材的碗放入烧开的蒸锅中。
3. 盖上锅盖，用中火蒸40分钟，至食材完全熟透；揭开盖，把蒸好的绿豆薏米饭取出即可。

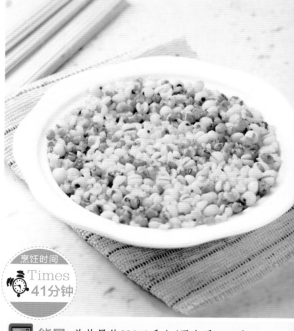

烹饪时间
Times
41分钟

能量　总热量约385.9千卡/蛋白质13.9克
计算　脂肪2.4克/糖类78.2克

小米双麦粥

烹饪方法：煮　👤 2人份

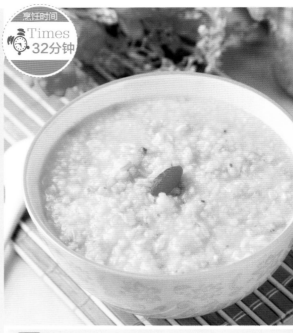

烹饪时间 Times 32分钟

原料

小米70克，荞麦80克，燕麦40克

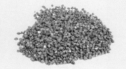

做法

1.砂锅中注水烧开，倒入泡好的小米、荞麦、燕麦，拌匀。2.盖上盖，用大火煮开后转小火续煮30分钟至食材熟软。3.揭盖，搅拌一下；关火后盛出煮好的粥，装碗即可。

能量计算 总热量约656.6千卡/蛋白质19.7克 脂肪6.7克/糖类137.7克

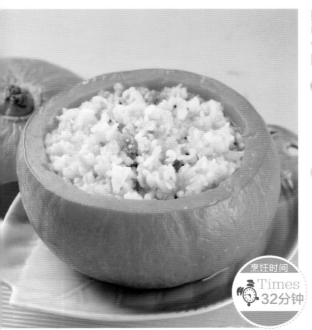

烹饪时间 Times 32分钟

金瓜杂粮饭

烹饪方法：蒸　👤 3人份

原料

水发薏米100克，水发小米100克，燕麦70克，水发大米90克，葡萄干20克，金瓜盅一个

做法

1.取一个大碗，倒入洗净的大米、燕麦，再放入葡萄干、薏米、小米，搅拌均匀。2.把拌好的杂粮放入金瓜盅内，倒入适量清水；把金瓜盅放入盘中，转入烧开的蒸锅中，再放入盅盖。3.盖上盖，用小火煮30分钟至食材熟透；揭盖，把盅盖和金瓜盅取出即可。

能量计算 总热量约1351.5千卡/蛋白质39.5克 脂肪11.9克/糖类279.8克

烹饪方法：煮

2人份

燕麦二米饭

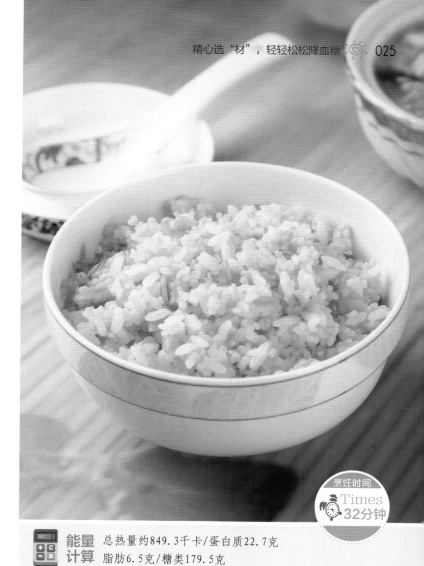

烹饪时间
Times
32分钟

能量计算 总热量约849.3千卡/蛋白质22.7克
脂肪6.5克/糖类179.5克

○ 原料

水发大米100克，
水发小米70克，
燕麦50克

◎ 做法

1.锅中注入适量清水烧热。
2.倒入洗好的大米、小米、燕麦，拌匀。
3.盖上盖子，煮开后改用小火煮30分钟至食材熟透。
4.关火，揭开锅盖，盛出煮好的饭即可。

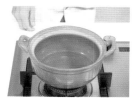
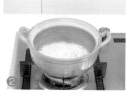
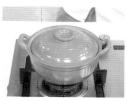
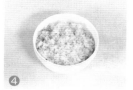

玉米苹果豆浆

烹饪方法: 煮　🍲 1人份

烹饪时间
Times
16分钟

🔄 原料

玉米粒20克，苹果45克，水发黄豆60克

✏ 做法

1.洗净的苹果切瓣，去核，改切成小块。

2.泡好的黄豆倒入碗中，注入适量清水，搓洗干净，倒入滤网，沥干水分，备用。

3.将备好的黄豆、玉米粒、苹果块倒入豆浆机中。

4.注入适量清水，至水位线即可。

5.盖上豆浆机机头，开始打浆；待豆浆机运转约15分钟，即成豆浆。

6.把煮好的豆浆倒入滤网，再倒入碗中，用汤匙撇去浮沫即可。

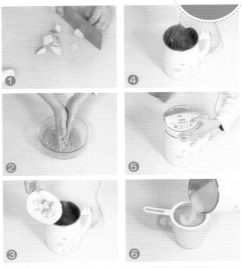

能量计算　总热量约260千卡/蛋白质21.9克　脂肪9.9克/糖类31.2克

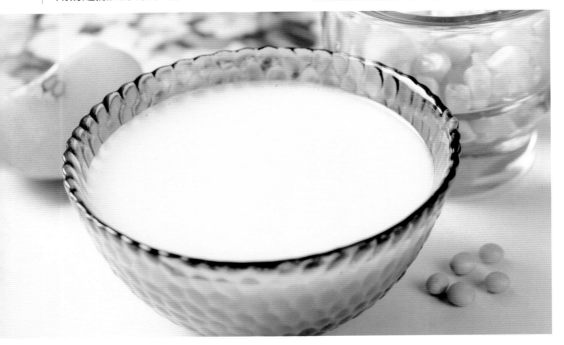

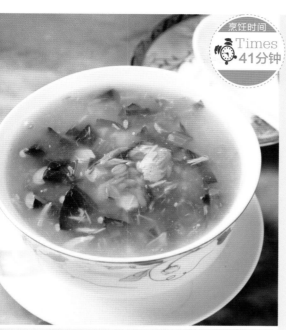

金枪鱼杂粮粥

烹饪方法：煮　3人份

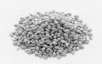 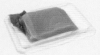

原料

水发小麦300克，菜心40克，金枪鱼肉丝30克

调料

盐2克

做法

1.洗净的菜心切成丁，备用。2.砂锅中注入适量清水烧热，倒入备好的小麦、菜心、金枪鱼，拌匀，加入盐。3.盖上盖，烧开后用小火煮约40分钟至食材熟透；揭开盖，搅拌均匀。4.关火后盛出煮好的粥即可。

能量计算　总热量约1017.7千卡/蛋白质45克　脂肪6.8克/糖类227.2克

大麦糙米饭

烹饪方法：蒸　3人份

原料

水发大麦200克，水发糙米160克

做法

1.取一个碗，倒入泡发好的大麦、糙米；倒入适量清水，搅拌匀。2.蒸锅上火烧开，放入食材；盖上锅盖，中火蒸40分钟至熟。3.掀开锅盖，将蒸熟的米饭取出即可。

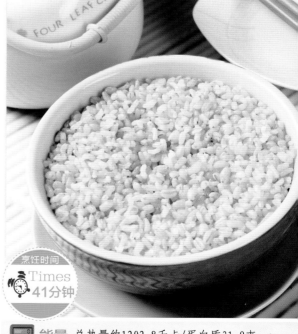

能量计算　总热量约1202.8千卡/蛋白质31.9克　脂肪6.6克/糖类269克

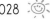

大麦杂粮饭

烹饪方法: 蒸　　3人份

原料

水发大麦100克，水发薏米50克，水发红豆50克，水发绿豆50克，水发小米50克，水发燕麦50克

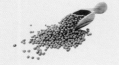

做法

1.取一蒸碗，倒入绿豆、燕麦、大麦、薏米、红豆、小米，拌匀。2.蒸锅中注入适量清水烧开，放上蒸碗。3.加盖，大火蒸1小时至食材熟透；揭开盖，取出蒸好的杂粮饭，待凉即可食用。

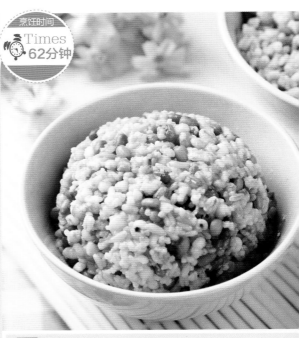

能量计算　总热量约1165千卡/蛋白质52.2克
脂肪7.4克/糖类129.6克

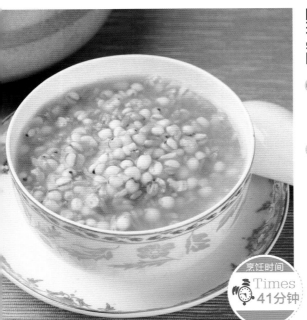

薏米燕麦粥

烹饪方法: 煮　　1人份

原料

薏米75克，燕麦60克

做法

1.薏米、燕麦中加入适量清水浸泡6～8小时，洗净后倒入滤网，沥干水分，待用。2.砂锅中注入适量清水烧热，倒入备好的薏米、燕麦，搅拌均匀。3.盖上锅盖，烧开后改用小火煮约40分钟，至其熟软。4.揭开锅盖，持续搅拌一会儿；关火后盛出煮好的粥，装入碗中即可。

能量计算　总热量约488千卡/蛋白质18.6克
脂肪6.5克/糖类93.5克

海带丝山药荞麦面

烹饪方法：煮

3人份

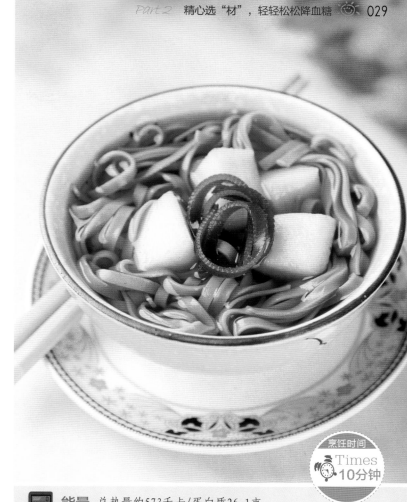

烹饪时间
Times
10分钟

原料

荞麦面140克，山药75克，水发海带丝30克，日式面汤400毫升

能量计算 总热量约573千卡/蛋白质26.1克
脂肪1.8克/糖类112.4克

做法

1. 将去皮洗净的山药切开，改切成段，备用。
2. 锅中注水烧开，放入荞麦面，拌匀，用中火煮至面条熟透。
3. 关火后捞出煮熟的面条，沥干水分，待用。
4. 另起一锅，注入日式面汤，用大火煮沸；放入备好的海带丝、山药，转中火煮约4分钟，制成汤料；取一个汤碗，放入煮熟的面条，再盛入锅中的汤料即成。

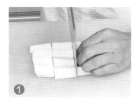
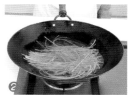
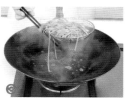
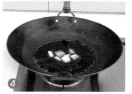

绿豆荞麦燕麦粥

烹饪方法：煮　🧍 2人份

烹饪时间
Times
36分钟

原料

水发绿豆80克，水发荞麦100克，燕麦片50克

做法

1. 砂锅中注入适量清水烧热，倒入洗好的荞麦、绿豆，拌匀。
2. 盖上盖，烧开后改用小火煮约30分钟。
3. 揭开盖，搅拌几下，放入备好的燕麦片，拌匀。
4. 再次盖上盖，用小火续煮约5分钟，至全部食材熟透。
5. 揭开盖，用勺将锅中食材搅拌均匀。
6. 关火，盛出煮好的粥即可。

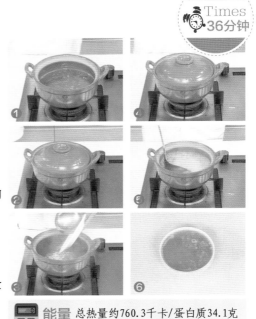

能量计算 总热量约760.3千卡/蛋白质34.1克
脂肪6.3克/糖类156.1克

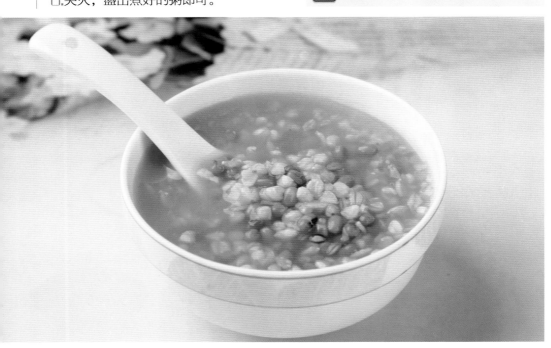

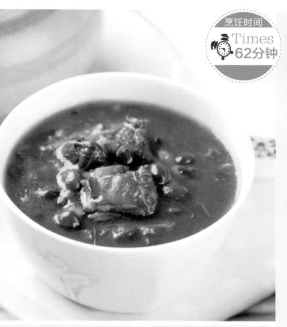

烹饪时间
Times
62分钟

小麦黑豆排骨粥

烹饪方法：煮　　5人份

原料
小麦200克，黑豆200克，猪排骨400克，葱丝、姜丝各少许

调料
盐2克，料酒5毫升

做法
1.砂锅中注入适量清水，倒入备好的排骨、葱丝、姜丝、小麦、黑豆，加入料酒，拌匀。2.盖上盖，用大火煮开后转小火续煮1小时至食材熟透。3.揭盖，加入少许盐，拌匀；关火后盛出煮好的粥，待稍微放凉后即可食用。

能量计算　总热量约2508千卡/蛋白质168.6克　脂肪126.8克/糖类220克

醋泡黄豆

烹饪方法：腌　　3人份

原料
水发黄豆200克

调料
白醋200毫升

做法
1.取一个洗净的玻璃瓶，将洗净的黄豆倒入瓶中，加入适量白醋。2.盖上瓶盖，置于干燥阴凉处，浸泡1个月，至黄豆颜色发白。3.打开瓶盖，将泡好的黄豆取出，装入碟中即可。

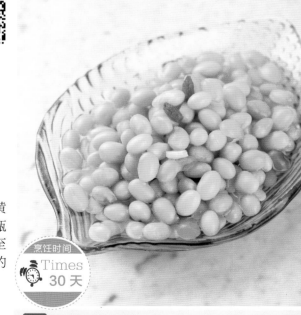

烹饪时间
Times
30 天

能量计算　总热量约718千卡/蛋白质70克　脂肪32克/糖类68.4克

苋菜枸杞绿豆粥

烹饪方法: 煮　🍲 3人份

烹饪时间 Times 33分钟

◎ 原料

水发大米70克，枸杞20克，水发绿豆85克，苋菜60克

◎ 做法

1.洗净的苋菜切细，备用。2.砂锅中注入适量清水烧开，倒入洗净的枸杞、大米、绿豆。3.盖上锅盖，煮开后转小火煮30分钟，至食材熟透；揭开锅盖，倒入切好的苋菜，拌匀。4.小火续煮2分钟，至食材熟透；关火后将煮好的粥盛入碗中即可。

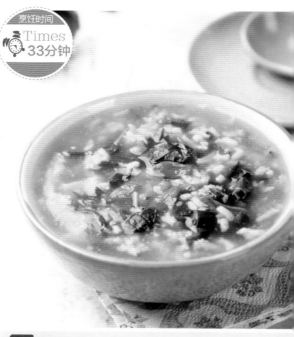

能量计算 总热量约562.4千卡/蛋白质26.3克
脂肪0.3克/糖类12.8克

山药黑豆粥

烹饪方法: 煮　🍲 2人份

◎ 原料

小米70克，山药90克，水发黑豆80克，水发薏米45克，葱花少许

◎ 调料

盐2克

◎ 做法

1.去皮山药切成丁；锅中注水烧开，倒入黑豆、薏米、小米，用勺搅拌均匀。2.烧开后用小火煮30分钟，至食材熟软，放入山药，搅拌均匀。3.盖上盖，续煮15分钟，至全部食材熟透；揭开锅盖，放入盐，快速拌匀至入味。4.关火，将煮好的粥盛出，装入碗中，放上葱花即可。

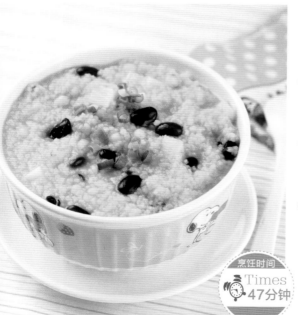

烹饪时间 Times 47分钟

能量计算 总热量约772.1千卡/蛋白质42.8克
脂肪16.6克/糖类123.8克

彩色饭团

烹饪方法: 拌　🍴 2人份

🍳 原料

草鱼肉120克，黄瓜60克，胡萝卜80克，米饭150克，黑芝麻少许

🍶 调料

盐2克，鸡粉1克，芝麻油7毫升，水淀粉、食用油各适量

📋 做法

1. 洗净的胡萝卜、黄瓜分别切粒，鱼肉切成丁；黑芝麻炒香备用。
2. 鱼丁装入碗中，加入盐、鸡粉、水淀粉、少许食用油，拌匀，腌渍约10分钟。
3. 开水锅中加盐、食用油，分别将胡萝卜、黄瓜、鱼肉焯煮片刻后捞出。
4. 大碗中倒入米饭、焯煮好的食材。
5. 加入盐、芝麻油、黑芝麻，拌匀。
6. 将拌好的米饭做成数个小饭团，摆好盘即可。

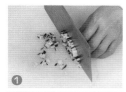
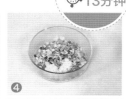
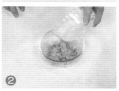
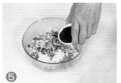
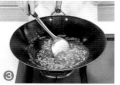
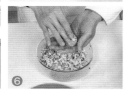

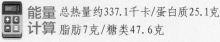

能量计算 总热量约337.1千卡/蛋白质25.1克 脂肪7克/糖类47.6克

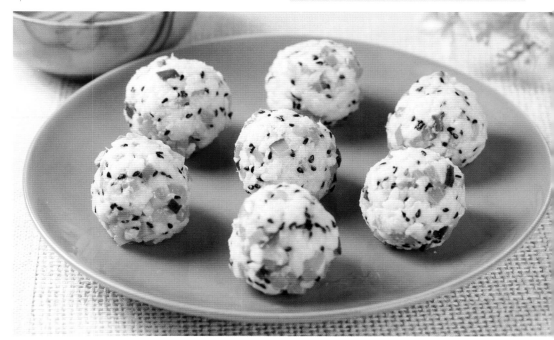

蔬菜类

　　蔬菜是人体平衡膳食的重要组成部分,也是微量元素、膳食纤维和天然抗氧化剂的重要来源。糖尿病患者在饮食中摄入适量的蔬菜可增加饱腹感,有助于控制总热量的摄入。同时,蔬菜中含有丰富的纤维素,能延缓糖尿病患者餐后血糖的上升。

食用窍门

1.丰富蔬菜种类。除了叶菜类,瓜果类、夹豆类、花菜类、菌菇类蔬菜也是糖尿病患者不错的选择。
2.选择合适的烹饪方式。宜选用大火快炒、凉拌或生食的方式。
3.进餐时先吃蔬菜。进餐时先吃些富含膳食纤维的蔬菜可以增加饱腹感,有效控制后面的进食量。

推荐食物

白菜、白萝卜、黑木耳、口蘑、苦瓜、南瓜、茄子、山药、香菇、洋葱等。

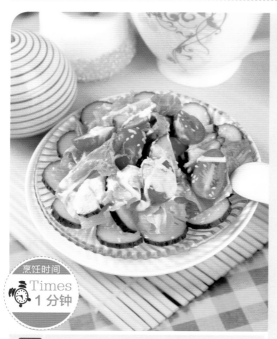

芝麻蔬菜沙拉

烹饪方法:拌　　1人份

原 料

生菜40克,黄瓜60克,圣女果40克,熟白芝麻10克,酸奶15克

调 料

沙拉酱适量

做 法

1.洗净的圣女果对半切开;洗净的黄瓜对半切开,切成片,待用。2.洗好的生菜撕成小块,装入碗中,加入黄瓜、圣女果,搅拌匀。3.取一个盘子,摆上黄瓜片,倒入拌好的食材,再倒入备好的酸奶。4.挤上少许沙拉酱,撒上芝麻即可。

烹饪时间
Times
1 分钟

能量计算　总热量约86.3千卡/蛋白质3.7克　脂肪4.7克/糖类9.4克

什锦杂蔬汤

烹饪方法: 煮　🍴 3人份

Times 烹饪时间 133分钟

🎯 原 料

西红柿200克，去皮胡萝卜150克，青椒50克，土豆150克，玉米笋80克，瘦肉200克，姜片少许

🥄 调 料

盐2克

🍳 做 法

1.瘦肉切块；胡萝卜、土豆切滚刀块；西红柿切块；洗好的青椒去籽，切块。
2.洗净的玉米笋切成段。
3.锅中注入适量清水烧开，倒入切好的瘦肉，氽煮片刻，捞出，装盘待用。
4.砂锅中注入适量清水，倒入瘦肉、土豆、胡萝卜、玉米笋、姜片，拌匀。
5.加盖，大火煮开后转小火煮2小时至熟。
6.揭盖，加入西红柿、青椒，续煮至熟；加入适量盐，煮至入味，盛入碗中即可。

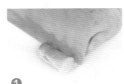
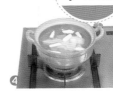
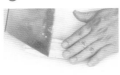
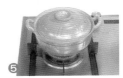
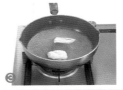
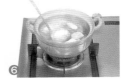

能量计算　总热量约589.8千卡/蛋白质50.8克　脂肪14.5克/糖类71.1克

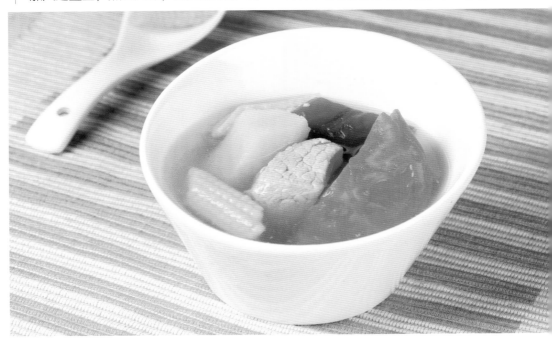

肉末空心菜

烹饪方法: 炒　　2人份

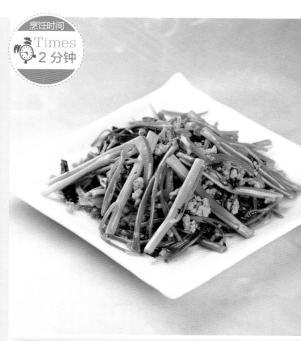

烹饪时间
Times
2分钟

原料

空心菜200克, 肉末100克, 彩椒40克, 姜丝少许

调料

盐、鸡粉各2克, 老抽2毫升, 料酒3毫升, 生抽5毫升, 食用油适量

做法

1.空心菜切成段, 彩椒切粗丝。2.用油起锅, 倒入肉末, 大火快炒至松散; 淋入料酒、老抽、生抽, 炒匀; 撒入姜丝, 再放空心菜; 翻炒至熟软, 倒入彩椒丝, 翻炒匀。3.加少许盐、鸡粉, 翻炒一会儿, 至食材入味。4.关火后盛出炒好的食材, 装入盘中即成。

能量计算　总热量约190.6千卡/蛋白质25.2克　脂肪6.9克/糖类11.3克

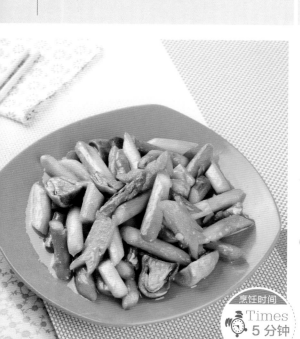

烹饪时间
Times
5分钟

草菇烩芦笋

烹饪方法: 炒　　2人份

原料

芦笋170克, 草菇85克, 胡萝卜片、姜片、蒜末、葱白各少许

调料

盐2克, 鸡粉2克, 蚝油4克, 料酒3毫升, 水淀粉、食用油各适量

做法

1.草菇切成小块, 芦笋切成段。2.锅中注水烧开, 倒入草菇、芦笋段, 煮至全部食材断生后捞出, 沥干待用。3.用油起锅, 放入胡萝卜片、姜片、蒜末、葱白, 倒入焯过水的食材, 淋入料酒, 炒匀提味。4.放入蚝油、盐、鸡粉, 翻炒片刻至食材熟软, 倒入水淀粉勾芡。5.关火后盛出炒好的食材即成。

能量计算　总热量约51.9千卡/蛋白质4.7克　脂肪0.3克/碳水化合12克

猴头菇扒上海青

烹饪方法：炒

2人份

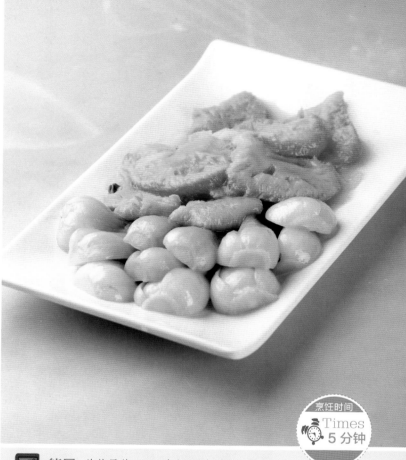

🍴 **原料**

上海青200克，水
发猴头菇70克，
鸡汤150毫升，姜
片、葱段各少许

🥄 **调料**

盐3克，料酒5毫
升，水淀粉4毫
升，胡椒粉、食
用油各适量

烹饪时间
Times
5分钟

能量计算 总热量约146.8千卡/蛋白质15.1克
脂肪6.6克/糖类11.1克

🍳 **做法**

1.洗净的上海青切成瓣，猴头菇切成片。

2.锅中注入适量清水，加入少许盐、食用油，倒入上海青，氽煮至其断生，捞出，沥干水分；猴头菇倒入沸水锅中，煮至断生，捞出。

3.把上海青摆入盘中。

4.用油起锅，倒入姜片、葱段，再下入猴头菇，淋入料酒，倒入鸡汤，煮至沸，加盐、胡椒粉，淋入水淀粉，快速翻炒均匀；将炒好的猴头菇放在上海青上即可。

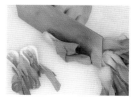
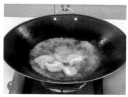
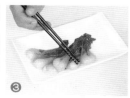
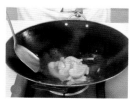

草菇西蓝花

烹饪方法：炒　🍴 3人份

烹饪时间 Times 5分钟

原料

草菇90克，西蓝花200克，胡萝卜片、姜末、蒜末、葱段各少许

调料

料酒8毫升，蚝油8克，盐2克，鸡粉2克，水淀粉、食用油各适量

做法

1.草菇切小块，西蓝花切小朵。2.锅中注水烧开，加入食用油、西蓝花，焯熟后捞出。3.草菇倒入沸水锅中，煮半分钟，捞出。4.用油起锅，放入胡萝卜片、葱、姜、蒜、草菇，炒匀后淋入料酒，加调料、清水，炒匀。5.倒入水淀粉，快速翻炒均匀，将焯煮好的西蓝花摆入盘中，盛入炒好的草菇即可。

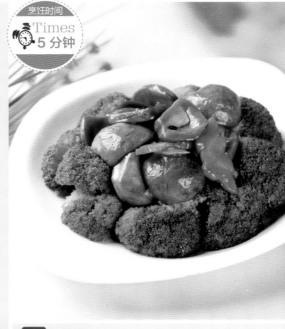

能量计算　总热量约86.7千卡/蛋白质10.6克　脂肪1.4克/糖类12.5克

莴笋烧板栗

烹饪方法：焖　🍴 2人份

原料

莴笋200克，板栗肉100克，蒜末、葱段各少许

调料

盐3克，鸡粉2克，蚝油7克，水淀粉、芝麻油、食用油各适量

做法

1.莴笋切滚刀块；开水锅中，加入少许盐、食用油。2.倒入板栗肉，略煮；再放入莴笋块，煮至断生后捞出。3.用油起锅，放入蒜末、葱段，爆香；倒入板栗肉和莴笋，炒香。4.加入少许蚝油，炒匀；注入清水，加盐、鸡粉，搅匀，小火焖煮至食材熟透。5.大火收汁，倒入水淀粉、芝麻油，炒至入味，盛出。

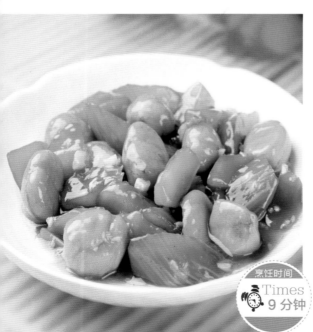

烹饪时间 Times 9分钟

能量计算　总热量约213千卡/蛋白质6.2克　脂肪0.9克/糖类47.8克

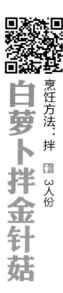

烹饪方法·拌

3人份

白萝卜拌金针菇

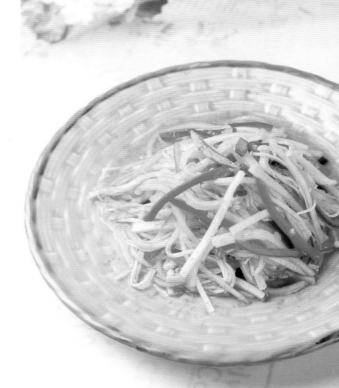

烹饪时间
Times
2分钟

🍲 原 料

白萝卜200克，金针菇100克，彩椒20克，圆椒10克，蒜末、葱花各少许

🧂 调 料

盐、鸡粉各2克，白糖5克，辣椒油、芝麻油各适量

能量计算 总热量约81.8千卡/蛋白质7.5克 脂肪1.2克/糖类19.3克

📋 做 法

1. 白萝卜切成细丝，圆椒和彩椒切成细丝。
2. 开水锅中，倒入去除根部的金针菇，搅拌均匀，煮至断生，捞出放入凉开水中清洗，沥干。
3. 取大碗，倒入切好的彩椒、白萝卜、圆椒；倒入金针菇，撒上蒜末，拌匀。
4. 加盐、鸡粉、白糖，淋入辣椒油、芝麻油；撒入葱花，拌匀，装入盘中即可。

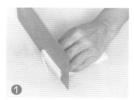

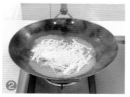

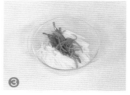

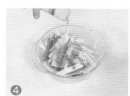

生菜南瓜沙拉

烹饪方法：拌　　2人份

烹饪时间 Times 2分钟

原料

生菜70克，南瓜70克，胡萝卜50克，牛奶30毫升，紫甘蓝50克

调料

沙拉酱、番茄酱各适量

做法

1.洗净去皮的胡萝卜、南瓜切丁，择洗好的生菜切成块，紫甘蓝切丝。2.锅中注水烧开，倒入胡萝卜、南瓜，余煮至断生。3.倒入紫甘蓝，搅匀，略煮片刻，捞出放入凉水中冷却。4.将余好的食材装入碗中，放入生菜，搅匀。5.取一个盘，倒入蔬菜、牛奶，挤上适量的沙拉酱、番茄酱即可。

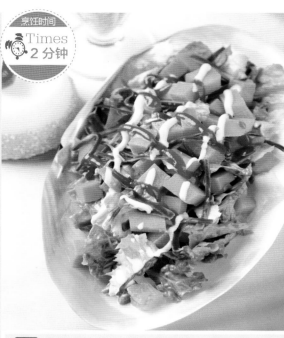

能量计算 总热量约70.1千卡/蛋白质3.5克 脂肪1.5克/糖类13.7克

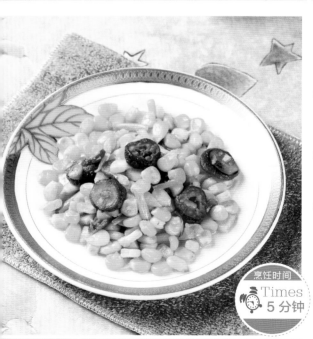

烹饪时间 Times 5分钟

能量计算 总热量约125千卡/蛋白质4.1克 脂肪1.3克/糖类27.2克

山楂玉米粒

烹饪方法：炒　　1人份

原料

鲜玉米粒100克，水发山楂20克，姜片、葱段各少许

调料

盐3克，鸡粉2克，水淀粉、食用油各适量

做法

1.锅中注水烧开，加入适量盐，倒入玉米粒，搅散，焯煮约1分钟。2.放入洗好的山楂，焯煮片刻；捞出煮好的食材，沥干水分，备用。3.用油起锅，烧热后下入姜片、葱段，炒香。4.倒入焯煮好的玉米和山楂，快速拌炒匀；加入盐、鸡粉调味。5.倒入水淀粉，炒至食材入味，关火后盛出炒好的菜肴即可。

芦笋西红柿汁

烹饪方法: 榨汁　👥 3人份

烹饪时间
Times
10分钟

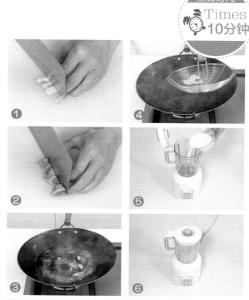

🔰 原 料

芦笋50克，西红柿80克，牛奶200毫升

📖 做 法

1. 洗净去皮的芦笋切成小段，备用。
2. 洗好的西红柿切小瓣，去除果皮，把果肉切成小块。
3. 锅中注入适量清水，用大火烧开；倒入芦笋段，用中火煮约4分钟至熟。
4. 捞出焯煮好的芦笋，沥干水分，待用。
5. 取榨汁机，选择搅拌刀座组合；倒入西红柿、芦笋，注入牛奶，盖上盖。
6. 选择"榨汁"功能，榨取蔬菜汁；断电后揭盖，倒出蔬菜汁，装入杯中即可。

能量 总热量约132.7千卡/蛋白质7.4克
计算 脂肪6.6克/糖类12.5克

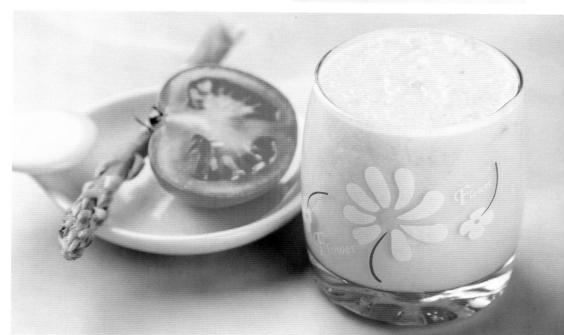

蒜香蒸南瓜

烹饪方法：蒸　3人份

烹饪时间
Times
9分钟

🍳 原料

南瓜400克，蒜末25克，香菜、葱花
各少许

🧂 调料

盐2克，鸡粉2克，生抽4毫升，芝麻
油2毫升，食用油适量

🥄 做法

1. 洗净去皮的南瓜切厚片，装入盘中，摆
放整齐。
2. 蒜末装入碗中，放入少许盐、鸡粉、生
抽、食用油、芝麻油，拌匀，调成味汁，
3. 将调好的味汁浇在南瓜片上。
4. 把处理好的南瓜放入烧开的蒸锅中。
5. 盖上盖，用大火蒸8分钟，至南瓜熟透。
6. 揭盖，取出蒸好的南瓜，撒上葱花、香
菜点缀，浇上少许热油即可。

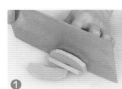
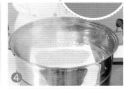
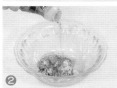
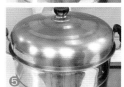
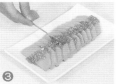
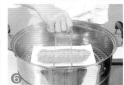

 能量
计算 总热量约119.5千卡/蛋白质3.9克
脂肪0.5克/糖类28.1克

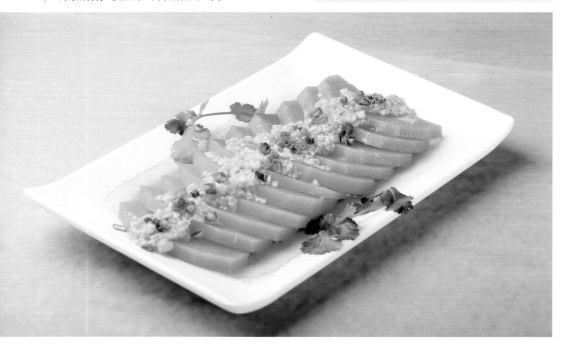

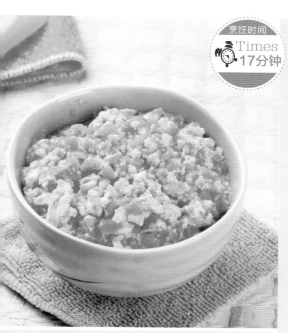

烹饪时间
Times
17分钟

胡萝卜豆腐泥

烹饪方法: 煮　　1人份

原 料

胡萝卜85克，鸡蛋1个，豆腐90克

调 料

盐少许，水淀粉3毫升

做 法

1.把鸡蛋打入碗中，打散，调匀；胡萝卜切丁，豆腐切成小块。2.把胡萝卜放入烧开的蒸锅中，用中火蒸10分钟至其七成熟，把豆腐放入蒸锅中。3.继续用中火蒸5分钟至胡萝卜和豆腐完全熟透，取出蒸好的食材。4.把胡萝卜倒在砧板上，用刀压烂，剁成泥状；将豆腐倒在砧板上，用刀压烂。5.汤锅中注入清水，放入盐，倒入胡萝卜泥、豆腐泥，搅匀，煮沸；倒入蛋液，搅匀，煮开，加入水淀粉，搅匀；盛出即可。

 能量　总热量约190.8千卡/蛋白质16.1克
计算　脂肪8.8克/糖类12.9克

枸杞拌菠菜

烹饪方法: 拌　　2人份

原 料

菠菜230克，枸杞20克，蒜末少许

调 料

盐2克，鸡粉2克，蚝油10克，芝麻油3毫升，食用油适量

做 法

1.洗净的菠菜去根部，切成段。2.开水锅中淋入食用油，分别焯煮枸杞和菠菜，捞出，沥干。3.把焯好的菠菜、枸杞倒入碗中，放入蒜末。4.加入盐、鸡粉、蚝油、芝麻油，搅至食材入味。5.盛出拌好的食材，装入盘中即可。

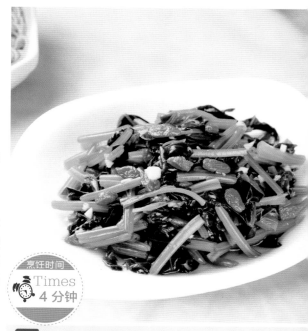

烹饪时间
Times
4分钟

能量　总热量约106.8千卡/蛋白质8.8克
计算　脂肪1克/糖类23.2克

西芹炒南瓜

烹饪方法：炒　　🕐 2人份

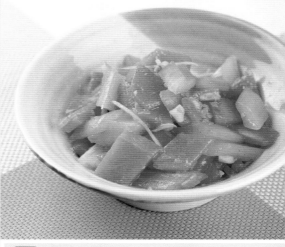

🍄 **原 料**

南瓜200克，西芹60克，蒜末、姜丝、葱末各少许

🍲 **调 料**

盐2克，鸡粉3克，水淀粉、食用油各适量

🍴 **做 法**

1.将西芹切成小块，南瓜切成片。2.锅中注水烧开，加入盐、鸡粉、食用油，倒入南瓜、西芹，煮1分钟，捞出，沥干。3.用油起锅，倒入蒜末、姜丝、葱末，爆香；倒入南瓜和西芹，加入盐、鸡粉，翻炒均匀；倒入水淀粉，拌炒均匀，至全部食材入味。4.关火，将西芹和南瓜盛入碗中即可。

🔢 **能量计算**　总热量约51.2千卡/蛋白质1.8克　脂肪0.3克/糖类13.5克

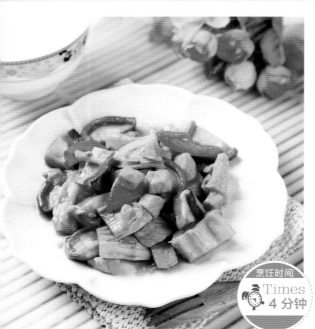

明笋香菇

烹饪方法：炒　　🕐 2人份

🍄 **原 料**

鲜香菇30克，水发笋干50克，瘦肉100克，彩椒10克

🍲 **调 料**

盐2克，生抽5毫升，料酒5毫升，水淀粉4毫升，食用油适量

🍴 **做 法**

1.洗净的彩椒切开，去籽，再切成小块；笋干、香菇、瘦肉分别切成小块。2.热锅注油，放入瘦肉，翻炒至变色；倒入笋丁，翻炒匀。3.注入适量清水，淋入少许料酒，煮至沸；倒入香菇，炒匀，煮至熟透。4.加入盐、生抽，翻炒均匀；放入彩椒，倒入水淀粉，快速翻炒匀，装入盘中即可。

🔢 **能量计算**　总热量约160.1千卡/蛋白质22.4克　脂肪6.4克/糖类5.5克

原味南瓜汤

烹饪方法：煮　2人份

烹饪时间 Times 10分钟

能量计算　总热量约66千卡/蛋白质2.1克　脂肪0.3克/糖类15.9克

原料

南瓜片300克，姜片、蒜末、葱花各少许

调料

盐2克，鸡粉2克，食用油适量

做法

1. 热锅注入适量食用油，烧至五成热，放入蒜末、姜片。
2. 倒入洗净切好的南瓜，翻炒均匀，往锅中加入适量清水，加少许盐、鸡粉。
3. 盖上锅盖，中火煮约8分钟至食材熟透。
4. 揭开盖，搅拌均匀；盛出煮好的汤料，装入碗中，撒上葱花即可。

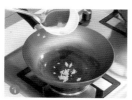 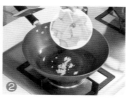 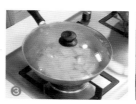 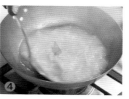

鸡丝白菜炒白灵菇

烹饪方法: 炒   4人份

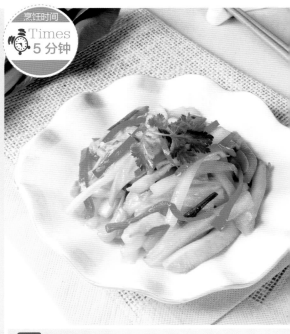

烹饪时间 Times 5分钟

原料

白灵菇200克,白菜200克,鸡肉150克,红彩椒30克,葱段、蒜片各少许

调料

盐、鸡粉各1克,芝麻油、生抽各5毫升,水淀粉、食用油各适量

做法

1.沸水锅中依次倒入切好的白菜丝、白灵菇,余煮至断生后捞出。2.另起锅注油,倒入鸡肉丝,翻炒片刻;放入蒜片,炒香;倒入白灵菇,淋入生抽,炒至熟;下入白菜丝。3.倒入红彩椒丝,翻炒均匀,加入盐、鸡粉,炒匀至入味,倒入葱段,炒匀。4.用水淀粉勾芡,淋入芝麻油,炒匀收汁,盛出即可。

能量计算 总热量约161.9千卡/蛋白质14.6克 脂肪2.9克/糖类29.7克

紫苏煎黄瓜

烹饪方法: 炒   2人份

原料

黄瓜200克,紫苏15克,朝天椒25克,蒜末少许

调料

盐、鸡粉各3克,生抽、水淀粉、食用油各适量

做法

1.洗好的朝天椒切圈,洗净的紫苏切碎,洗净去皮的黄瓜切片,备用。2.用油起锅,放入黄瓜片,煎出香味;把黄瓜盛出,沥干油,待用。3.锅底留油,放入蒜末,爆香;倒入朝天椒、黄瓜片、紫苏,加生抽、盐、鸡粉,倒水淀粉,炒匀调味。4.盛出炒好的菜肴,装盘即可。

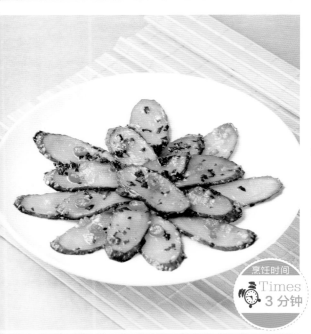

烹饪时间 Times 3分钟

能量计算 总热量约45.7千卡/蛋白质2.5克 脂肪0.7克/糖类9.5克

炝拌包菜

烹饪方法: 拌　　2人份

烹饪时间
Times
2分钟

🍳 **原 料**

包菜200克，蒜末、枸杞各少许

🫙 **调 料**

盐2克，鸡粉2克，生抽8毫升

🥄 **做 法**

1. 将洗净的包菜切去根部，再切成小块，撕成片。
2. 锅中注入适量清水烧开，倒入包菜、枸杞，拌匀。
3. 捞出焯煮好的食材，沥干水分，待用。
4. 取一个大碗，放入焯煮好的食材。
5. 放入少许蒜末。
6. 加入适量盐、鸡粉、生抽，拌匀；将拌好的菜肴装入盘中即可。

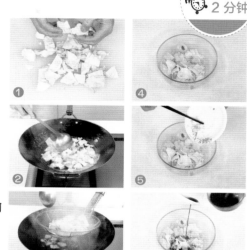

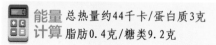

能量 总热量约44千卡/蛋白质3克
计算 脂肪0.4克/糖类9.2克

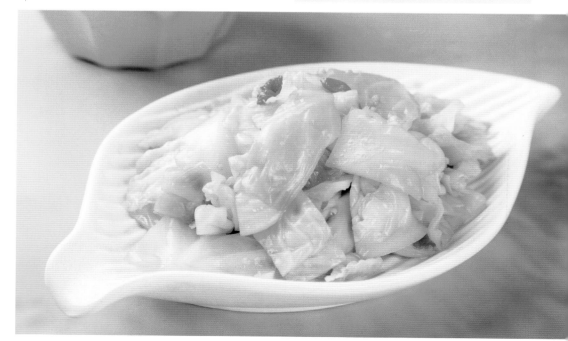

香辣肉丝白菜

烹饪方法: 拌　　1人份

烹饪时间
Times
4 分钟

原 料

猪瘦肉60克，白菜85克，香菜20克，姜丝、葱丝各少许

调 料

盐2克，生抽3毫升，鸡粉2克，白醋6毫升，芝麻油7毫升，料酒4毫升，食用油适量

做 法

1.洗净的白菜切段，再切粗丝；洗好的香菜切段；洗净的猪瘦肉切片，再切细丝。

2.取一个大碗，放入白菜，待用。

3.用油起锅，倒入肉丝，炒至变色；倒入姜丝、葱丝，爆香。

4.加入料酒、盐、生抽，炒匀炒香；关火后盛出炒好的材料，装入碗中。

5.将碗中的材料拌匀，再倒入香菜。

6.加入盐、鸡粉、白醋、芝麻油，拌匀至食材入味；把拌好的菜肴盛入盘中即可。

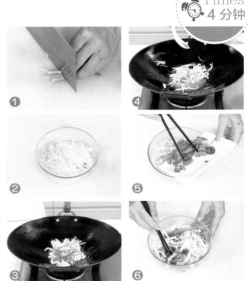

能量计算　总热量约106.5千卡/蛋白质13.8克　脂肪3.9克/糖类4.9克

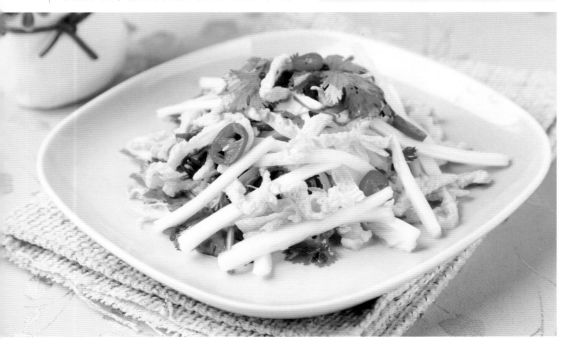

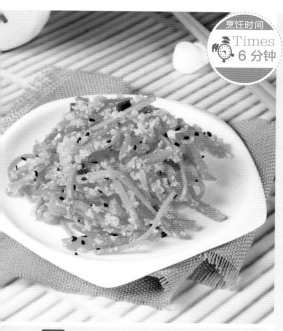

烹饪时间
Times
6 分钟

粉蒸胡萝卜丝

烹饪方法：蒸　　3人份

原料

胡萝卜300克，蒸肉米粉80克，黑芝麻10克，蒜末、葱花各少许

调料

盐2克，芝麻油5毫升

做法

1.胡萝卜切丝，加入少许盐，倒入蒸肉米粉，搅拌片刻，装入蒸盘中。2.蒸锅上火烧开，放入蒸盘，大火蒸5分钟至食材入味。3.将胡萝卜取出，倒入碗中，加入蒜末、葱花。4.撒上黑芝麻，再淋入芝麻油，搅匀，装入盘中即可。

能量计算 总热量约437.7千卡/蛋白质12克
脂肪6.2克/糖类88.2克

南瓜绿豆汤

烹饪方法：煮　　1人份

原料

水发绿豆150克，南瓜180克

调料

盐、鸡粉各2克

做法

1.去皮的南瓜切厚片，再切成小块，放在盘中，待用。2.砂锅中注水烧开，放入洗净的绿豆；煮沸后用小火煮约30分钟，至绿豆熟软。3.倒入切好的南瓜，搅拌匀；用小火续煮约20分钟，至全部食材熟透。4.搅拌一会儿，使食材浮起，加盐、鸡粉，搅匀调味，略煮片刻，至食材入味。5.关火后盛出煮好的绿豆汤；装在汤碗中即成。

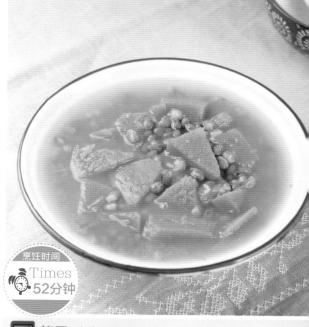

烹饪时间
Times
52分钟

能量计算 总热量约513.6千卡/蛋白质33.7克
脂肪1.4克/糖类102.5克

清凉姜汁黄瓜片

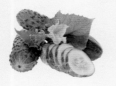

烹饪方法：拌　🍴1人份

烹饪时间 Times 5分钟

原料

黄瓜160克，姜末少许，冰块适量

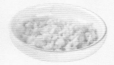

做法

1.将洗净的黄瓜切薄片，装入盘中，撒上备好的姜末。2.搅拌匀，腌渍一会儿，至其变软，待用。3.取一果盘，装入备好的冰块。4.再放入腌渍好的黄瓜片，摆好盘即成。

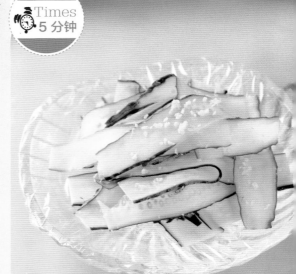

能量计算　总热量约24千卡/蛋白质1.3克
脂肪0.3克/糖类4.6克

青豆烧茄子

烹饪方法：炒　🍴3人份

原料

青豆200克，茄子200克，蒜末、葱段各少许

调料

盐3克，鸡粉2克，生抽6毫升，水淀粉、食用油各适量

做法

1.锅中注水烧开，加入少许盐、食用油，倒入洗净的青豆，搅拌匀，煮约1分钟，捞出。2.热锅注油，烧至五成热，倒入切好的茄子丁，炸至其色泽微黄，捞出。3.锅底留油，放入蒜末、葱段，爆香；倒入青豆、茄子丁，炒匀。4.加入盐、鸡粉、生抽，炒至食材熟软；倒入水淀粉，炒匀，盛出即成。

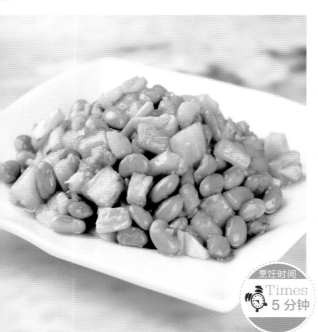

烹饪时间 Times 5分钟

能量计算　总热量约788千卡/蛋白质71.2克
脂肪32.4克/糖类80.6克

香油胡萝卜

烹饪方法：炒　🍳 2人份

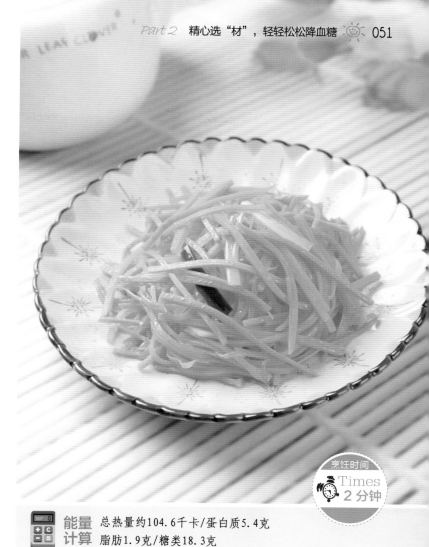

烹饪时间
Times
2分钟

🖩 **能量计算**　总热量约104.6千卡/蛋白质5.4克
脂肪1.9克/糖类18.3克

🍄 **原 料**

胡萝卜200克，鸡汤50毫升，姜片、葱段各少许

🥄 **调 料**

盐3克，鸡粉2克，芝麻油适量

🔪 **做 法**

1. 洗净去皮的胡萝卜切片，再切成丝，备用。
2. 锅置火上，倒入芝麻油，放入姜片、葱段，爆香。
3. 倒入胡萝卜，拌匀，加入鸡汤。
4. 加入盐、鸡粉，炒匀；关火后盛出炒好的菜肴，装入盘中即可。

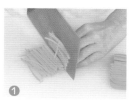
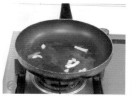
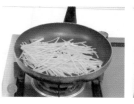
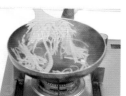

炝拌生菜

烹饪方法: 拌   1人份

烹饪时间
Times
2分钟

○ 原 料

生菜150克，蒜瓣30克，干辣椒少许

○ 调 料

生抽4毫升，白醋6毫升，鸡粉2克，
盐2克，食用油适量

○ 做 法

1.将洗净的生菜叶取下，撕成小块。

2.把蒜瓣切成薄片，再切成细末。

3.将蒜末放入碗中，加入生抽、白醋、鸡
粉、盐，拌匀。

4.用油起锅，倒入干辣椒，炝出辣味。

5.关火后盛入碗中，制成味汁，待用。

6.取一个盘子，放入生菜，摆放好；把味
汁浇在生菜上即可。

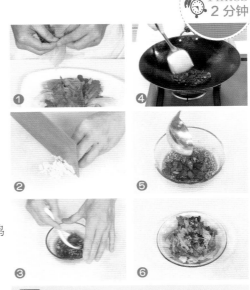

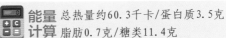

能量 总热量约60.3千卡/蛋白质3.5克
计算 脂肪0.7克/糖类11.4克

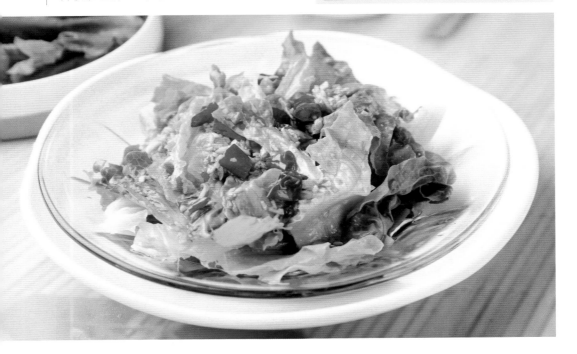

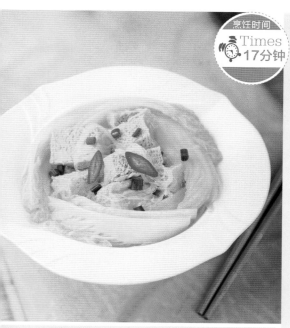

烹饪时间 Times 17分钟

白菜炖豆腐

烹饪方法：炖　3人份

原料

冻豆腐150克，白菜100克，水发粉丝90克，姜片、葱花各少许，高汤450毫升

调料

盐3克，鸡粉2克，料酒4毫升，食用油适量

做法

1. 白菜切去根部，冻豆腐切长条块，备用。
2. 砂锅置火上，倒入食用油烧热，放入姜片，爆香；注入高汤，煮至汤汁沸腾。3.倒入切好的白菜、冻豆腐，再注入少许清水；加入盐、鸡粉、料酒，拌匀；放入粉丝，搅拌匀；转小火煮约15分钟，至食材熟透；再转大火，略煮片刻。4.盛出炖好的菜肴，装入盘中，撒上葱花即成。

能量计算　总热量约497.3千卡/蛋白质22.8克　脂肪7.7克/糖类86.7克

黑蒜炒苦瓜

烹饪方法：炒　2人份

原料

软黑金富硒黑蒜70克，苦瓜200克，豆豉30克，彩椒65克，姜片、蒜片、葱段各少许

调料

盐2克，鸡粉3克，芝麻油5毫升，水淀粉、食用油各适量

做法

1. 锅中注水烧开，加盐，倒入切好的苦瓜片，焯煮至断生，捞出，沥干，装盘备用。2.用油起锅，倒入蒜片、姜片、爆香；放入豆豉、苦瓜片、彩椒块，炒匀；倒入黑蒜，炒匀。3.加入盐、鸡粉，炒匀；放入葱段，加入水淀粉、芝麻油；翻炒约2分钟至熟；盛出炒好的菜肴，装入盘中即可。

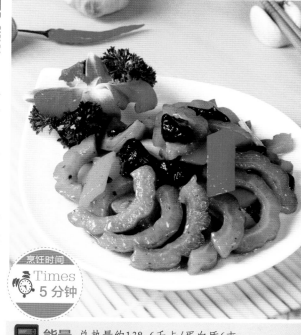

烹饪时间 Times 5分钟

能量计算　总热量约138.6千卡/蛋白质6克　脂肪0.5克/糖类33.3克

胡萝卜丝炒包菜

烹饪方法: 炒　　3人份

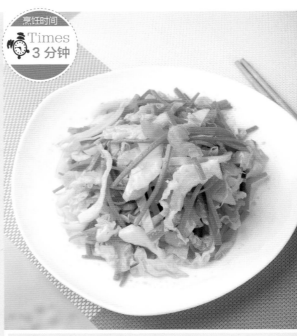

烹饪时间
Times
3分钟

原料

胡萝卜150克，包菜200克，圆椒35克

调料

盐、鸡粉各2克，食用油适量

做法

1.洗净去皮的胡萝卜切成丝；洗好的圆椒切开，去籽，改切细丝；包菜切粗丝，备用。2.用油起锅，倒入胡萝卜、包菜、圆椒，炒匀。3.注入适量清水，炒至食材断生，加入盐、鸡粉，炒匀调味。4.关火后盛出炒好的菜肴，装入盘中即可。

能量计算 总热量约107.2千卡/蛋白质4.9克
脂肪0.8克/糖类24.3克

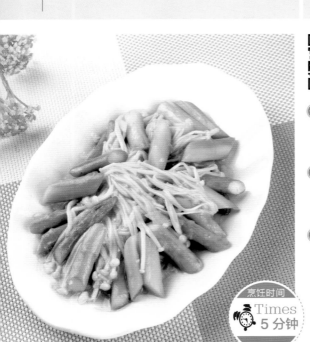

烹饪时间
Times
5分钟

能量约45千卡/蛋白质3.8克
能量计算 总热量约45千卡/蛋白质3.8克
脂肪0.5克/糖类10.9克

芦笋金针

烹饪方法: 炒　　2人份

原料

芦笋100克，金针菇100克，姜片、蒜末、葱段各少许

调料

盐2克，鸡粉少许，料酒4毫升，水淀粉、食用油各适量

做法

1.锅中注水烧开，倒入切好的芦笋段，煮至其断生，捞出。2.用油起锅，放入姜片、蒜末、葱段，用大火爆香；倒入金针菇，翻炒片刻至其变软。3.倒入芦笋段，再淋入料酒，炒香、炒透；转小火，加入盐、鸡粉，炒匀调味。4.淋入少许水淀粉，快速翻炒匀；盛出炒好的菜，放在盘中即成。

肉末苦瓜条

烹饪方法：炒　　2人份

烹饪时间
Times
3分钟

原　料

苦瓜200克，红椒15克，肉末90克，姜片、蒜末、葱段各少许

调　料

盐2克，鸡粉2克，食粉、料酒、生抽、水淀粉、食用油各适量

做　法

1. 洗净的苦瓜去籽，切段；红椒切成圈。
2. 锅中注水烧开，放入少许食粉，倒入切好的苦瓜，煮2分钟，至其断生，捞出。
3. 用油起锅，倒入肉末，炒至转色；放入姜片、蒜末、葱段、少许生抽，炒匀。
4. 淋入适量料酒，拌炒匀，倒入焯过水的苦瓜和切好的红椒，
5. 加入盐、鸡粉，再淋入适量水淀粉勾芡，炒匀调味。
6. 将炒好的食材盛出，装入盘中即可。

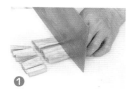
❶

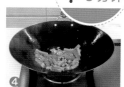
❹

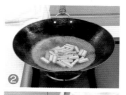
❷

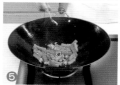
❺

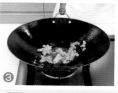
❸

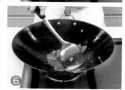
❻

能量计算　总热量约198.5千卡/蛋白质22.5克　脂肪7.6克/糖类19克

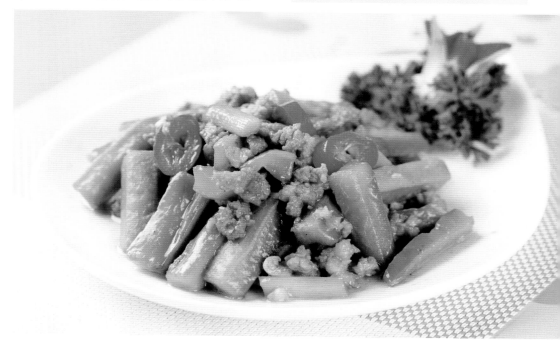

蒸茼蒿

烹饪方法：蒸　　3人份

烹饪时间
Times
4分钟

🍲 **原料**

茼蒿350克，面粉20克，蒜末少许

🥄 **调料**

生抽10毫升，芝麻油适量

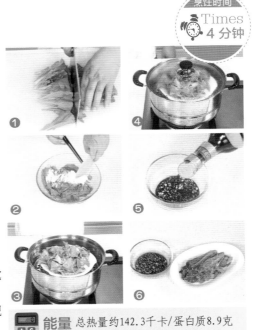

📖 **做法**

1. 将择洗好的茼蒿切成同等的长段。
2. 取一个大碗，倒入茼蒿、面粉，拌匀，将其装入盘中待用。
3. 蒸锅上火烧开，放入茼蒿。
4. 盖上锅盖，大火蒸2分钟，至食材熟软。
5. 蒜末装入碗中，倒入生抽、芝麻油，搅拌匀制成味汁。
6. 掀开锅盖，将茼蒿取出，装入盘中，配上味汁即可食用。

能量计算 总热量约142.3千卡/蛋白质8.9克
脂肪1.4克/糖类28.4克

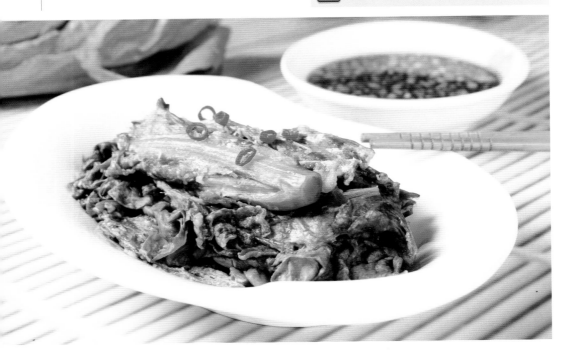

麻婆山药

烹饪方法：焖

2人份

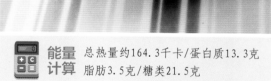

原料

山药160克，红尖椒10克，猪肉末50克，姜片、蒜末各少许

调料

豆瓣酱15克，鸡粉少许，料酒4毫升，水淀粉、花椒油、食用油各适量

烹饪时间

Times 8分钟

能量计算 总热量约164.3千卡/蛋白质13.3克
脂肪3.5克/糖类21.5克

做法

1. 红尖椒切小段；去皮洗净的山药切滚刀块。

2. 用油起锅，倒入备好的猪肉末，炒匀，至其转色；撒上姜片、蒜末，炒出香味，加入适量豆瓣酱，炒匀；倒入切好的红尖椒，放入山药块，炒匀炒透。

3. 淋入少许料酒，翻炒一会儿，注入适量清水，炒匀；大火煮沸，淋入适量花椒油，加入鸡粉，拌匀。

4. 转中火煮约5分钟，至食材熟软；用水淀粉勾芡，至材料入味，盛入盘中即可。

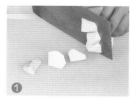

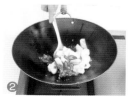

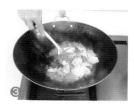

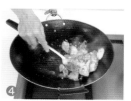

生菜紫甘蓝沙拉

烹饪方法: 拌　　2人份

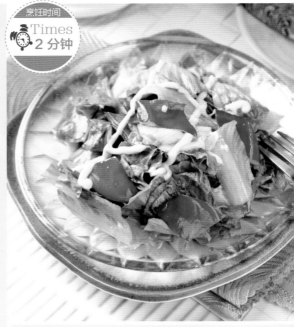

烹饪时间 Times 2分钟

原料

生菜100克,紫甘蓝100克

调料

白糖2克,白醋5毫升,盐、芝麻油、沙拉酱各少许

做法

1.择洗好的生菜对半切开,再切成小块;洗净的紫甘蓝切成小块。2.取一个碗,倒入生菜、紫甘蓝,搅拌匀。3.加入少许盐、白糖、白醋、芝麻油,搅拌匀。4.取一个盘子,倒入拌好的蔬菜,挤上少许沙拉酱即可。

能量计算　总热量约34千卡/蛋白质2.6克　脂肪0.6克/糖类8.3克

香菇扒茼蒿

烹饪方法: 炒　　2人份

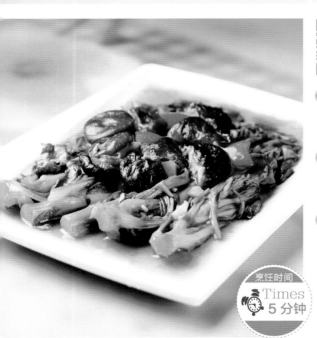

原料

茼蒿200克,水发香菇50克,彩椒片、姜片、葱段各少许

调料

盐3克,鸡粉2克,料酒8毫升,蚝油8克,老抽2毫升,水淀粉5毫升,食用油适量

做法

1.开水锅中,加入适量食用油、盐,倒入茼蒿,煮1分钟,捞出。2.香菇倒入沸水锅中,焯煮,捞出。3.用油起锅,放入彩椒片、姜片、葱段,倒入香菇,炒匀;淋入料酒、少许清水,加盐、鸡粉、蚝油、老抽,炒匀,煮至沸。4.淋入适量水淀粉,炒匀;盛出炒好的香菇,放在茼蒿上即可。

烹饪时间 Times 5分钟

能量计算　总热量约51.5千卡/蛋白质4.9克　脂肪0.8克/糖类10.4克

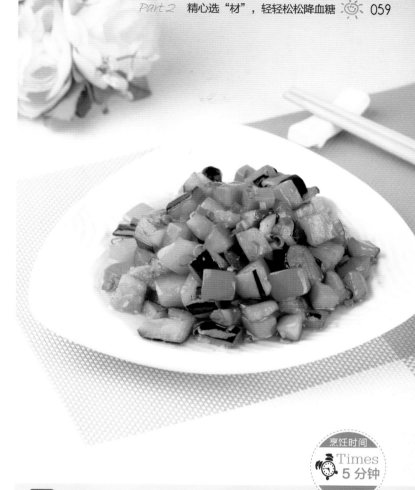

彩椒茄子

烹饪方法：炒

3人份

原料

彩椒80克，胡萝卜70克，黄瓜80克，茄子270克，姜片、蒜末、葱段、葱花各少许

调料

盐2克，鸡粉2克，生抽4毫升，蚝油7克，水淀粉5毫升，食用油适量

烹饪时间
Times
5分钟

能量计算　总热量约109.8千卡/蛋白质5.4克
脂肪1克/糖类26.8克

做法

1. 将洗净的茄子、胡萝卜、黄瓜、彩椒分别切成丁。
2. 热锅注油，烧至五成热，倒入茄子丁，炸至微黄色，捞出。
3. 锅底留油，放入姜片、蒜末、葱段，爆香；倒入胡萝卜、黄瓜、彩椒丁，略炒；加盐、鸡粉调味；放入炸好的茄子，加适量生抽、蚝油，翻炒匀。
4. 淋入适量水淀粉，快速炒匀；盛出炒好的菜肴，装入盘中，撒上葱花即可。

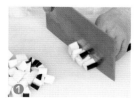 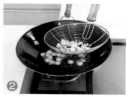 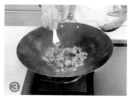 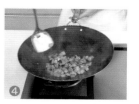

椒丝炒苋菜

烹饪方法: 炒　　🧑 2人份

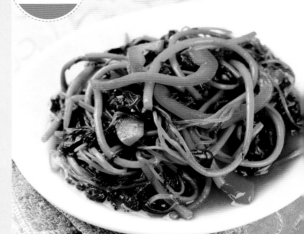
烹饪时间
Times
2 分钟

🥬 **原 料**

苋菜150克, 彩椒40克, 蒜末少许

🧂 **调 料**

盐2克, 鸡粉2克, 水淀粉、食用油各适量

📋 **做 法**

1.将洗净的彩椒切成丝。2.把切好的彩椒丝装入盘中, 备用。3.用油起锅, 放入蒜末, 爆香。4.倒入择洗净的苋菜, 翻炒至其熟软。5.放入彩椒丝, 翻炒均匀。6.加入适量盐、鸡粉, 炒匀调味。7.倒入适量水淀粉勾芡。8.将炒好的菜盛出, 装入盘中即可。

🧮 **能量计算** 总热量约45.1千卡/蛋白质4.7克 脂肪0.5克/糖类10.1克

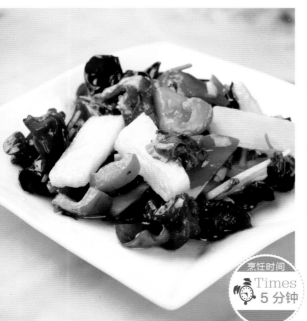

木耳炒山药片

烹饪方法: 炒　　🧑 2人份

🥬 **原 料**

山药180克, 水发木耳40克, 香菜40克, 彩椒50克, 姜片、蒜末各少许

🧂 **调 料**

盐3克, 鸡粉2克, 料酒10毫升, 蚝油10克, 水淀粉5毫升, 食用油适量

📋 **做 法**

1.锅中注水烧开, 放入少许盐、食用油, 倒入切好的木耳、山药、彩椒, 搅拌匀, 略煮, 捞出。2.用油起锅, 放入姜片、蒜末, 炒香, 倒入焯煮好的食材, 翻炒匀; 淋入料酒, 炒匀提鲜, 加入适量盐、鸡粉、蚝油, 翻炒均匀。3.淋入水淀粉, 炒匀, 下入切好的香菜, 炒至断生, 盛出锅中食材即可。

烹饪时间
Times
5 分钟

🧮 **能量计算** 总热量约131.1千卡/蛋白质5.4克 脂肪0.7克/糖类30.4克

大杏仁炒西芹

烹饪方法: 炒　🧍 1人份

烹饪时间
Times
5 分钟

🌐 原　料

巴旦木仁50克，西芹50克，彩椒60
克，蒜片、姜丝各少许

🥢 调　料

盐2克，水淀粉4毫升，橄榄油适量

⏱ 做　法

1.洗净的西芹切成粗条，再切成段；洗好
的彩椒切开，去籽，切粗条，再切成段。
2.锅中注水烧开，放入少许橄榄油、盐。
3.倒入切好的西芹、彩椒，搅匀；捞出焯煮
好的食材，沥干，备用。
4.锅中注入适量橄榄油，放入蒜片、姜
丝，爆香。
5.倒入焯过水的食材，翻炒均匀。
6.加入盐调味；倒入巴旦木仁，炒匀，至
食材入味；关火后盛出炒好的食材即可。

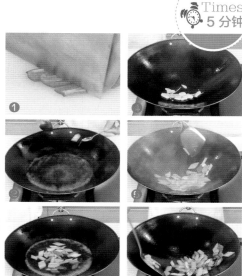

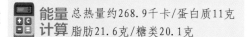

能量　总热量约268.9千卡/蛋白质11克
计算　脂肪21.6克/糖类20.1克

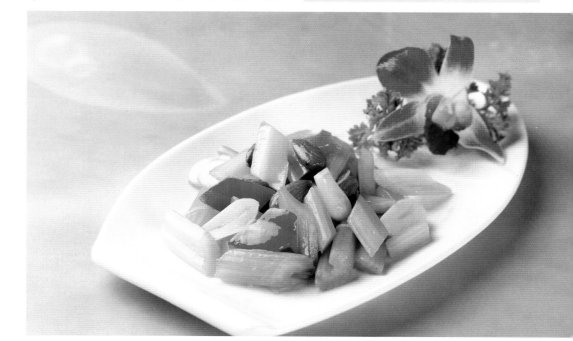

肉禽蛋类

　　肉禽蛋类包括禽类、畜肉和蛋类，它是人体优质蛋白、脂肪、脂溶性维生素和矿物质的良好来源。肉禽蛋类中所含的多种营养成分易被人体吸收利用，且还能满足糖尿病患者的营养需求。因此，糖尿病患者可适当进食肉禽蛋类。

食用窍门

1.控制摄入量。糖尿病患者每日肉类食物的摄入量以100～150克为宜，由于肉类食物富含饱和脂肪酸，糖尿病患者进食过量，易诱发高血脂、冠心病等疾病。
2.禽类的脂肪酸组合优于畜类脂肪，较适合糖尿病患者食用，不过食用鸡肉、鸭肉时最好去皮，以减少脂肪的摄入。
3.选择正确的烹饪方式。清蒸或炖的方式比较适合糖尿病患者。

推荐食物

猪瘦肉、排骨、鹌鹑、鸽肉、鸡肉、乌鸡、鸭肉、兔肉、鸡蛋、鸭蛋、鹌鹑蛋等。

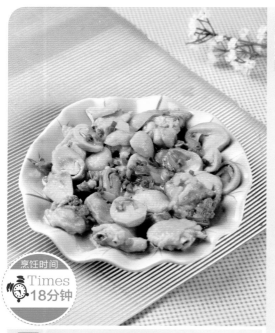

烹饪时间
Times
18分钟

草菇蒸鸡肉

烹饪方法：蒸　　4人份

⊘ 原 料

鸡肉块300克，草菇120克，姜片、葱花各少许

⊘ 调 料

盐3克，鸡粉3克，生粉8克，生抽4毫升，料酒5毫升，食用油适量

⊘ 做 法

1.草菇焯煮后装入碗中，倒入鸡肉块，加入鸡粉、盐、料酒、姜片、生粉，拌匀；注入少许食用油、生抽，腌渍片刻。2.鸡肉块装入蒸盘，再放入烧热的蒸锅中，中火蒸至全部食材熟透；3.关火后取出蒸熟的鸡肉，趁热撒上葱花，再浇上少许热油即可。

能量计算　总热量约426.6千卡/蛋白质61.4克　脂肪15.2克/糖类12.7克

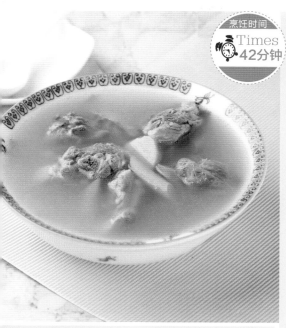

烹饪时间 Times 42分钟

玉米须芦笋鸭汤

烹饪方法: 炖　2人份

原 料

鸭腿200克，玉米须30克，芦笋70克，姜片少许

调 料

料酒8毫升，盐2克，鸡粉2克

做 法

1.芦笋切段，鸭腿斩成小块，备用。2.锅中注水烧开，倒入鸭腿块，搅散开，放入料酒，氽去血水后捞出，备用。3.砂锅中注水烧开，放入姜片，倒入鸭腿块、玉米须，淋入适量料酒，搅拌匀。4.盖上盖，烧开后改用小火炖40分钟至食材熟软；揭盖，倒入芦笋；加入鸡粉、盐调味，关火后盛出煮好的汤料即可。

能量计算　总热量约493.3千卡/蛋白质32克
脂肪39.5克/糖类3.8克

菠萝炒鸭丁

烹饪方法: 炒　4人份

原 料

鸭肉200克，菠萝肉180克，彩椒50克，姜片、蒜末、葱段各少许

调 料

盐4克，鸡粉2克，蚝油5克，料酒6毫升，生抽8毫升，水淀粉、食用油各适量

做 法

1.切好的鸭肉块中加入少许生抽、料酒、盐、鸡粉、水淀粉、食用油，拌匀，腌渍片刻。2.沸水锅中加入食用油，将菠萝丁、彩椒块焯水后捞出。3.油锅中放入姜片、蒜末、葱段，爆香，倒入鸭肉块，炒匀。4.淋入料酒，倒入菠萝、彩椒，加入蚝油、生抽、盐、鸡粉、水淀粉调味，盛出即成。

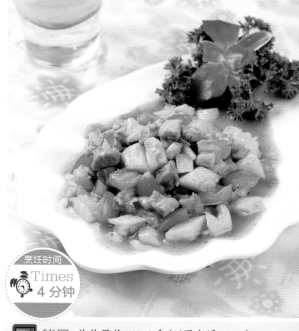

烹饪时间 Times 4分钟

能量计算　总热量约563.3千卡/蛋白质28.5克
脂肪39.7克/糖类23克

花菜炒鸡片

烹饪方法：炒　🍴 3人份

🥬 **原料**

花菜200克，鸡胸肉180克，彩椒40克，姜片、蒜末、葱段各少许

🧂 **调料**

盐4克，鸡粉3克，料酒、蚝油、水淀粉、食用油各适量

🍳 **做法**

1.鸡胸肉切片，加入盐、鸡粉、料酒、水淀粉、食用油，腌渍入味。2.切好的花菜、红椒倒入沸水锅中，煮至断生，捞出。3.热锅注油，倒入鸡肉片，搅散，至变色，捞出。4.用油起锅，放姜片、蒜末、葱段，爆香；倒入花菜、红椒、鸡肉片，加少许料酒、盐、鸡粉、蚝油，炒匀调味；关火后盛出即可。

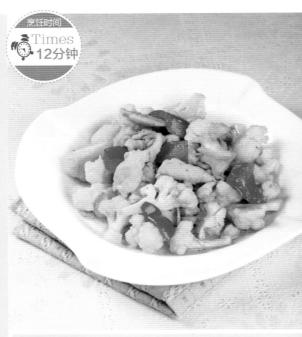

🖩 **能量计算** 总热量约296.9千卡/蛋白质77.5克　脂肪9.5克/糖类17.3克

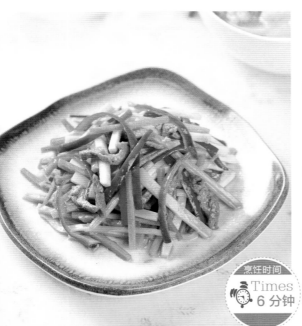

🖩 **能量计算** 总热量约980.9千卡/蛋白质10.3克　脂肪31.8克/糖类10.3克

五彩鸽丝

烹饪方法：炒　🍴 5人份

🥬 **原料**

鸽子肉700克，青椒20克，红椒10克，芹菜60克，去皮胡萝卜45克，去皮莴笋30克，冬笋40克，姜片少许

🧂 **调料**

盐2克，鸡粉1克，料酒10毫升，水淀粉少许，食用油适量

🍳 **做法**

1.鸽子肉切丝，加入盐、料酒、水淀粉，腌渍入味。2.沸水锅中，倒入冬笋条、胡萝卜，煮至断生，捞出。3.用油起锅，倒入鸽子肉，加姜片、料酒，炒匀；倒入红青椒条、莴笋、芹菜、胡萝卜、冬笋，炒匀。4.加入料酒、盐、鸡粉、水淀粉调味，盛出菜肴即可。

草菇炒牛肉

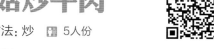

烹饪方法: 炒　🍲 5人份

🔹 **原 料**

草菇300克，牛肉200克，洋葱40克，红椒30克，姜片少许

🔹 **调 料**

盐2克，鸡粉、胡椒粉各1克，蚝油5克，生抽、料酒、水淀粉各5毫升，食用油适量

🔹 **做 法**

1.牛肉切片，加入食用油、盐、料酒、胡椒粉、水淀粉，拌匀，腌渍至入味。

2.沸水锅中，倒入切好的草菇，氽煮一会儿至断生，捞出。

3.再往锅中倒入腌好的牛肉，氽去血水及脏污，捞出。

4.用油起锅，倒入姜片，爆香；放入切好的洋葱、红椒、牛肉、草菇，炒匀。

5.加入生抽、蚝油，炒匀；注入少许水。

6.加入盐、鸡粉、水淀粉，调味，翻炒约1分钟至汤汁收浓，盛出菜肴即可。

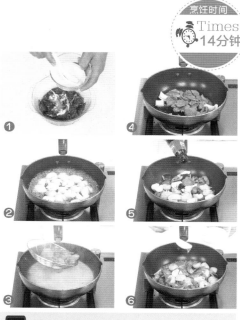

烹饪时间 Times 14分钟

能量计算 总热量约290.5千卡/蛋白质49.1克
脂肪5.3克/糖类18.5克

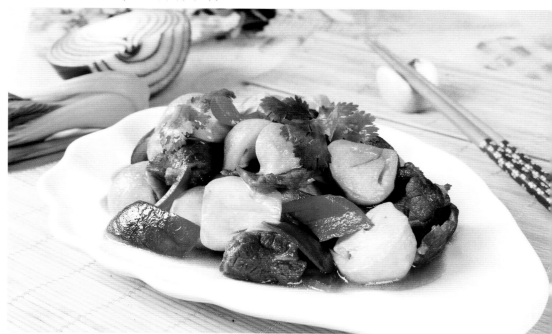

孜然卤香排骨

烹饪方法: 煮　　4人份

🐑 原 料

排骨段400克, 青椒片20克, 红椒片
25克, 姜块30克, 蒜末15克, 香叶、
桂皮、八角、香菜末各少许

🧂 调 料

盐2克, 鸡粉3克, 孜然粉4克, 料
酒、生抽、老抽、食用油各适量

🍳 做 法

1.锅中注水烧开, 倒入排骨段, 余煮片刻
后捞出。
2.用油起锅, 放入香叶、桂皮、八角、姜
块, 炒香。
3.倒入排骨段, 炒匀; 加入料酒、生抽、清
水、老抽、盐, 拌匀。
4.加盖, 烧开后转小火, 煮至食材熟透。
5.揭盖, 倒入青椒片、红椒片, 加入鸡
粉、孜然粉, 炒匀; 倒入蒜末、香菜末。
6.挑出香料及姜块, 将菜肴装盘即可。

烹饪时间
Times
37分钟

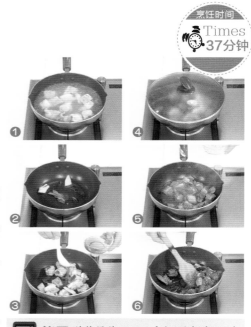

① ④
② ⑤
③ ⑥

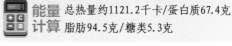

能量　总热量约1121.2千卡/蛋白质67.4克
计算　脂肪94.5克/糖类5.3克

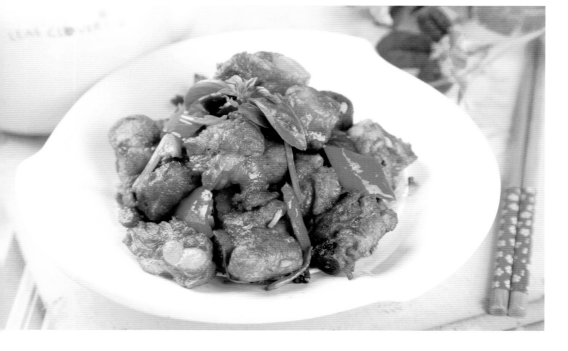

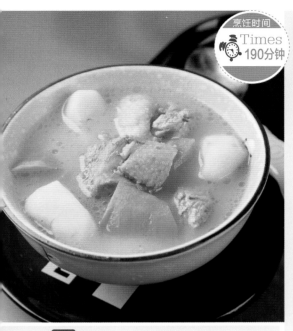

烹饪时间
Times
190分钟

萝卜马蹄煲老鸭

烹饪方法：煮　4人份

原料

胡萝卜200克，鸭肉块300克，马蹄肉100克，姜片少许，高汤适量

调料

盐2克，鸡粉2克，食用油适量

做法

1.锅中倒入适量食用油，放入姜片，爆香；倒入胡萝卜、马蹄，翻炒匀；倒入高汤，大火煮开后调至小火，备用。2.锅中注水烧开，放入洗净的鸭肉，氽煮去血水，捞出。3.将鸭肉放入砂锅中，煮开后调至小火，焖煮3小时至熟透。4.加入盐、鸡粉，搅匀至入味，关火后将煮好的汤料盛出即可。

 能量计算　总热量约853千卡/蛋白质49.7克
脂肪39.7克/糖类32.4克

黄瓜里脊片

烹饪方法：拌　2人份

原料

黄瓜160克，猪瘦肉100克

调料

鸡粉2克，盐2克，生抽4毫升，芝麻油3毫升

做法

1.黄瓜斜刀切块，猪瘦肉切开，再切薄片。2.锅中注水烧开，倒入肉片，淋入料酒，拌匀，煮至变色，捞出待用。3.取一个碗，注入鲜汤，加鸡粉、盐、生抽，拌匀。4.淋入少许芝麻油，调成味汁，待用。5.另取一盘，放入黄瓜，摆放整齐，放入瘦肉，叠放整齐。6.浇上味汁，摆好盘即成。

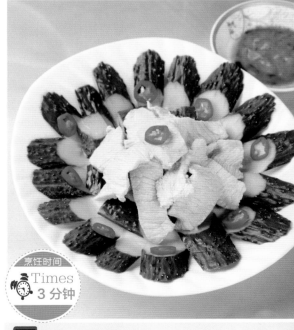

烹饪时间
Times
3分钟

能量计算　总热量约167千卡/蛋白质21.6克
脂肪6.5克/糖类6.1克

山药胡萝卜炖鸡块

烹饪方法：炖　　4人份

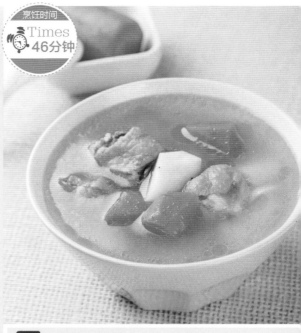

烹饪时间 Times 46分钟

原料
鸡肉块350克，胡萝卜120克，山药100克，姜片少许

调料
盐2克，鸡粉2克，胡椒粉、料酒各少许

做法
1. 洗净去皮的胡萝卜、山药切滚刀块。
2. 锅中注水烧开，倒入鸡肉块，淋入适量料酒，氽去血水，撇去浮沫，捞出。
3. 砂锅中注水烧开，倒入全部食材，淋入料酒，拌匀，烧开后改用小火煮45分钟，至食材熟透。4. 加盐、鸡粉、胡椒粉，拌匀调味；关火后盛出煮好的汤料即可。

能量计算　总热量约558.5千卡/蛋白质70.8克
脂肪17.9克/糖类30克

牛肉苹果丝

烹饪方法：炒　　2人份

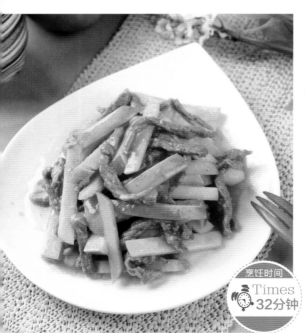

烹饪时间 Times 32分钟

原料
牛肉丝150克，苹果150克，生姜15克

调料
盐3克，鸡粉2克，料酒5毫升，生抽4毫升，水淀粉3毫升，食用油适量

做法
1. 洗净的生姜切丝，苹果切成条。2. 牛肉丝加盐、料酒、水淀粉，拌匀；注入适量食用油，腌渍半小时至入味。3. 热锅注油，倒入姜丝、牛肉，翻炒至变色；淋入料酒、生抽，加入盐、鸡粉，倒入苹果丝，快速翻炒均匀；关火后将炒好的菜肴盛入盘中即可。

能量计算　总热量约237千卡/蛋白质30.6克
脂肪3.8克/糖类22.1克

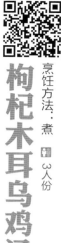

枸杞木耳乌鸡汤

烹饪方法：煮　3人份

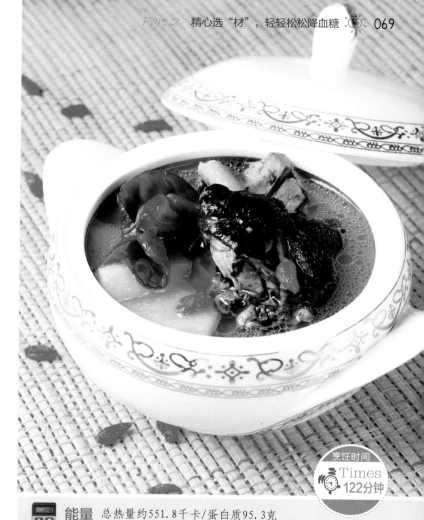

烹饪时间 Times 122分钟

能量计算　总热量约551.8千卡/蛋白质95.3克
脂肪10.4克/糖类33.8克

原料

乌鸡400克，木耳40克，枸杞10克，姜片少许

调料

盐3克

做法

1.锅中注水烧开，倒入备好的乌鸡，搅拌余去血沫，捞出。
2.砂锅中注入适量清水，大火烧热，倒入乌鸡、木耳、枸杞、姜片，搅拌匀。
3.盖上盖，煮开后转小火煮2小时至熟透。
4.揭开盖子，加入适量盐，搅拌片刻；关火，煮好的鸡肉和汤盛出，装入碗中即可。

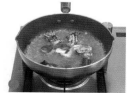 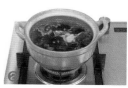 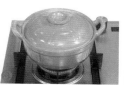 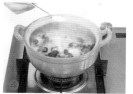

玉米烧排骨

烹饪方法：焖 6人份

烹饪时间 Times 27分钟

原料

玉米300克，红椒50克，青椒40克，排骨500克，姜片少许

调料

料酒8毫升，生抽5毫升，盐3克，鸡粉2克，水淀粉4毫升，食用油适量

做法

1.处理好的玉米切小块，洗净的红椒、青椒分别切成段。

2.锅中注水烧开，倒入排骨，汆煮片刻，去除血水，捞出备用。

3.热锅注油烧热，倒入姜片，爆香；倒入排骨，淋料酒、生抽，翻炒匀。

4.注入适量清水，倒入玉米，加盐，拌匀。

5.盖上盖，煮开后转小火焖至熟透。

6.揭开盖，倒入红椒、青椒，加入鸡粉调味；倒入水淀粉，炒匀收汁；盛出即可。

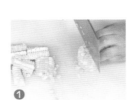
①

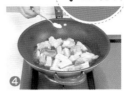
④

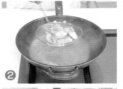
②

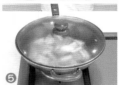
⑤

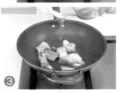
③

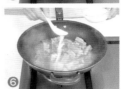
⑥

能量
计算
总热量约1731千卡/蛋白质96.9克
脂肪119.4克/糖类77.7克

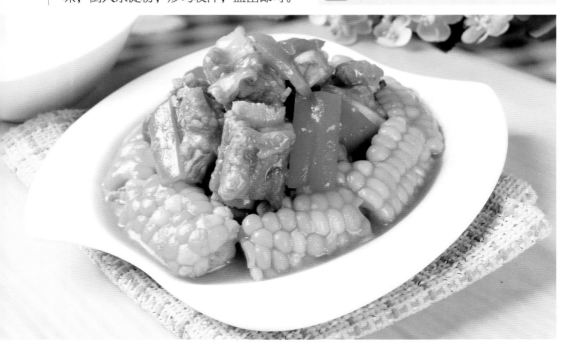

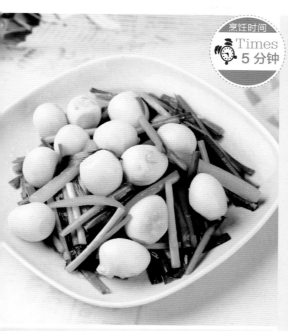

烹饪时间
Times
5 分钟

韭菜炒鹌鹑蛋

烹饪方法：炒　　2人份

原料

韭菜100克，熟鹌鹑蛋135克，彩椒30克

调料

盐、鸡粉各2克，食用油适量

做法

1.洗好的彩椒切成细丝；洗净的韭菜切成长段。2.开水锅中放入鹌鹑蛋，拌匀，略煮。3.捞出鹌鹑蛋，沥干水分，装盘待用；用油起锅，倒入彩椒，炒匀。4.倒入韭菜梗，炒匀，放入鹌鹑蛋，炒匀；倒入韭菜叶，炒至变软。5.加入盐、鸡粉，炒至入味；关火后盛出炒好的菜肴即可。

能量计算　总热量约247.7千卡/蛋白质20.1克
脂肪15.4克/糖类9.4克

雪梨炒鸡片

烹饪方法：炒　　2人份

原料

雪梨90克，胡萝卜20克，鸡胸肉85克，姜末、蒜末、葱末各少许

调料

盐3克，鸡粉2克，料酒5毫升，水淀粉、食用油各适量

做法

1.鸡胸肉切片，加入少许盐、鸡粉、水淀粉、食用油，腌渍10分钟。2.开水锅中，倒入切好的胡萝卜片、雪梨片，煮约1分钟，捞出。3.用油起锅，倒入鸡肉片，淋料酒，放入姜末、蒜末、葱末，翻炒至鸡肉转色，再倒入雪梨、胡萝卜，翻炒匀。4.加入盐、鸡粉调味；淋入水淀粉，炒匀；盛出即成。

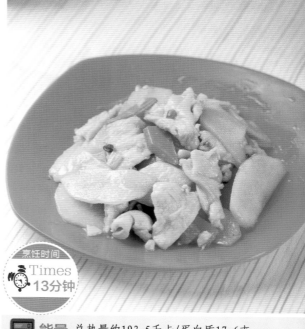

烹饪时间
Times
13分钟

能量计算　总热量约193.5千卡/蛋白质17.6克
脂肪4.4克/糖类24.6克

山楂黑豆瘦肉汤

烹饪方法：煮　🍴 3人份

烹饪时间 Times 31分钟

原料
山楂80克，水发黑豆120克，猪瘦肉150克，葱花少许

调料
料酒10毫升，鸡粉2克，盐2克

做法
1.洗净的山楂切小块，猪瘦肉切丁，备用。2.砂锅中注水烧开，倒入黑豆、瘦肉丁、山楂，淋入料酒，拌匀。3.烧开后调小火煮约30分钟，至食材熟透。4.放入鸡粉、盐，拌匀调味；盛出煮好的汤料，撒上葱花即可。

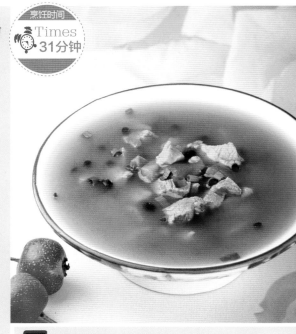

能量计算 总热量约766.7千卡/蛋白质74.2克　脂肪29克/糖类64.6克

葱香拌兔丝

烹饪方法：拌　🍴 3人份

原料
兔肉300克，彩椒50克，葱条20克，蒜末少许

调料
盐、鸡粉各3克，生抽4毫升，陈醋8毫升，芝麻油少许

做法
1.洗净的彩椒切丝，洗好的葱条切小段。2.锅中注水烧开，倒入洗净的兔肉，中火煮至食材熟透，捞出。3.把放凉的兔肉切成丝，装入碗中，倒入彩椒丝，撒上蒜末。4.加入盐、鸡粉，淋入生抽、陈醋、芝麻油，撒上葱段，搅拌至入味。5.另取一个盘子，盛入拌好的菜肴，摆好盘即成。

烹饪时间 Times 7分钟

能量计算 总热量约315.5千卡/蛋白质59.8克　脂肪6.7克/糖类5.9克

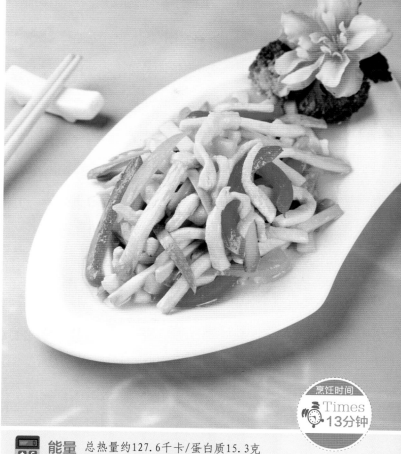

西葫芦炒鸡丝

烹饪方法：炒

👥 2人份

🍲 原料

西葫芦160克，彩椒30克，鸡胸肉70克

🥣 调料

盐2克，鸡粉2克，料酒3毫升，水淀粉6毫升，食用油适量

🍳 做法

1. 洗净的西葫芦、彩椒和鸡胸肉分别切成细丝。
2. 切好的鸡肉丝装入碗中，加入盐、料酒、水淀粉、食用油，拌匀，腌渍入味。
3. 热锅注油，倒入鸡肉丝，拌匀，滑油至变色，捞出，待用。
4. 锅底留油烧热，倒入备好的彩椒、鸡肉丝和西葫芦，快速翻炒匀；加入盐、鸡粉、料酒，炒至入味；淋入适量水淀粉，炒匀；关火后盛出炒好的菜肴即可。

烹饪时间 Times 13分钟

🖩 能量计算　总热量约127.6千卡/蛋白质15.3克 脂肪3.9克/糖类9.8克

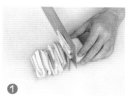
❶

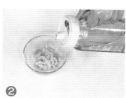
❷

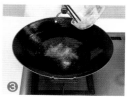
❸

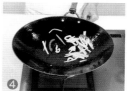
❹

彩椒芹菜炒肉片

烹饪方法: 炒　3人份

烹饪时间
Times
13分钟

🍳 原 料

猪瘦肉270克，芹菜120克，彩椒80克，姜片、蒜末、葱段各少许

🧂 调 料

盐、鸡粉各3克，生抽、生粉、水淀粉、料酒、食用油各适量

🔪 做 法

1.芹菜切段，彩椒切粗丝，猪瘦肉切片。
2.猪肉片中加入盐、鸡粉、生粉、水淀粉，拌匀；再注入食用油，腌渍至入味。
3.用油起锅，倒入肉片，炒至变色，捞出。
4.锅底留油烧热，倒入姜片、葱段、蒜末，爆香。
5.放入备好的彩椒、肉片、芹菜，炒匀。
6.加入盐、鸡粉、料酒，炒至食材熟软，再倒入水淀粉勾芡，盛出即可。

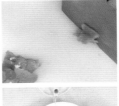 ②
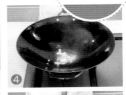 ④
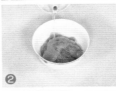 ③
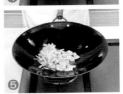 ⑤
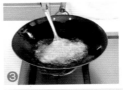 ⑥
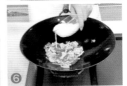

能量计算 总热量约419.1千卡/蛋白质56.9克 脂肪17克/糖类14.4克

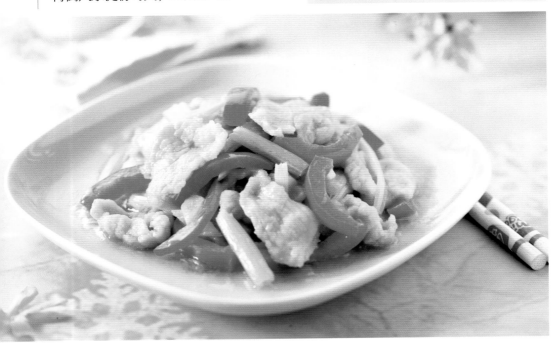

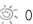

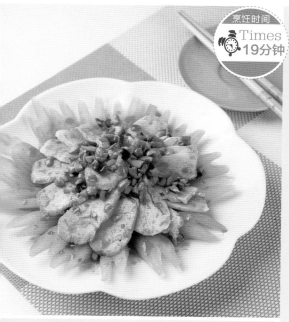

三油西芹鸡片

烹饪方法: 拌　👤 2人份

🍗 **原料**

鸡胸肉170克，西芹100克，花生碎30克，葱花少许

🥄 **调料**

盐2克，鸡粉2克，料酒7毫升，生抽4毫升，辣椒油6毫升

🍴 **做法**

1.锅中注水烧热，倒入鸡胸肉，淋入料酒，烧开后改用中火煮约15分钟至熟，捞出，放凉备用。2.将洗好的西芹用斜刀切段，放凉的鸡胸肉切成片。3.开水锅中倒入西芹，煮至断生后捞出，沥干。4.用盐、鸡粉、生抽、辣椒油、花生碎、葱花调成味汁。5.将西芹整齐摆放在盘中，再摆上鸡肉，浇上味汁即可。

烹饪时间 Times 19分钟

 能量计算 总热量约395.7千卡/蛋白质39.3克 脂肪21.4克/糖类14.4克

佛手瓜炒鸡蛋

烹饪方法: 炒　👤 2人份

🍗 **原料**

佛手瓜100克，鸡蛋2个，葱花少许

🥄 **调料**

盐4克，鸡粉3克，食用油适量

🍴 **做法**

1.佛手瓜切片；鸡蛋打入碗中，加入盐、鸡粉，搅匀。2.锅中注水烧开，加入盐、食用油，倒入佛手瓜，煮至其八成熟，捞出。3.用油起锅，倒入蛋液，快速翻炒匀；倒入佛手瓜，加入盐、鸡粉，炒匀调味；撒上葱花，快炒出葱香味。4.关火后盛出炒好的食材，装入盘中即可。

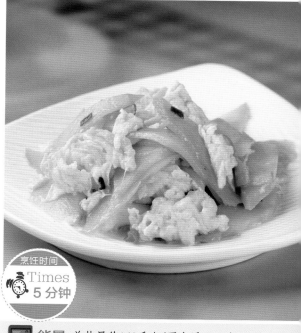

烹饪时间 Times 5分钟

能量计算 总热量约160千卡/蛋白质14.5克 脂肪8.9克/糖类6.6克

田七板栗排骨汤

烹饪方法: 煮　　4人份

烹饪时间 Times 52分钟

原料

排骨段270克, 板栗肉160克, 胡萝卜120克,
人参片、田七粉、姜片各少许

调料

盐2克, 鸡粉2克

做法

1. 洗净的板栗肉对半切开, 洗好去皮的胡萝卜切滚刀块。2. 锅中注水烧开, 倒入排骨段, 淋料酒, 拌匀, 余去血水, 捞出。3. 砂锅中注水烧热, 倒入排骨、板栗, 撒上姜片, 淋入料酒, 拌匀。4. 烧开后用小火煮约20分钟; 倒入胡萝卜、人参片、田七粉, 拌匀。5. 烧开后转小火煮约30分钟; 加入盐、鸡粉, 煮至食材入味, 盛出即可。

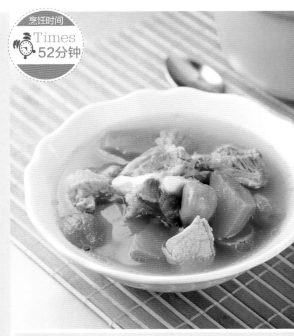

能量计算　总热量约1083.6千卡/蛋白质52.8克
脂肪63.7克/糖类79.6克

胡萝卜炒牛肉

烹饪方法: 炒　　3人份

原料

牛肉300克, 胡萝卜150克, 彩椒、圆椒各30克, 姜片、蒜片各少许

调料

盐3克, 食粉、鸡粉各2克, 生抽8毫升, 水淀粉10毫升, 料酒5毫升, 食用油适量

做法

1. 牛肉切成薄片, 加入盐、生抽、食粉、水淀粉、食用油, 腌至入味。2. 锅中注水烧开, 加入切好的胡萝卜、盐、食用油, 倒入切好的彩椒、圆椒, 煮至断生, 捞出。3. 用油起锅, 倒入姜片、蒜片、牛肉, 炒至变色; 倒入焯过水的食材, 炒透。4. 加盐、生抽、鸡粉、料酒、水淀粉, 大火快炒; 盛出即可。

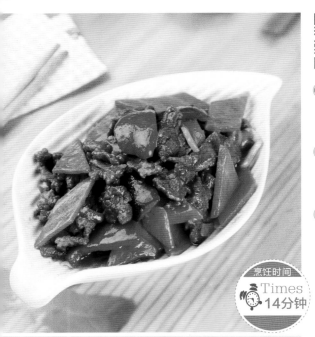

烹饪时间 Times 14分钟

能量计算　总热量约384.9千卡/蛋白质62.9克
脂肪7.3克/糖类20.6克

烹饪方法：拌 2人份

凉拌手撕鸡

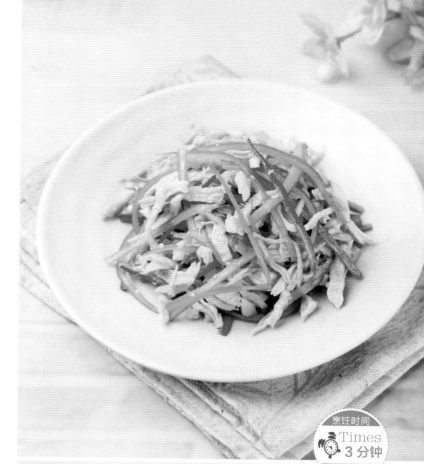

烹饪时间
Times
3分钟

能量计算 总热量约228.8千卡/蛋白质31.6克
脂肪8.2克/糖类8.5克

原料

熟鸡胸肉160克，红椒、青椒各20克，葱花、姜末各少许

调料

盐2克，鸡粉2克，生抽4毫升，芝麻油5毫升

做法

1. 红椒、青椒切开，去籽，再切细丝；把熟鸡胸肉撕成细丝。
2. 取一个碗，倒入鸡肉丝、青椒、红椒、葱花、姜末。
3. 加入适量盐、鸡粉、生抽、芝麻油。
4. 搅拌至食材入味，将拌好的食材装入盘中即成。

 ❶
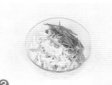 ❷
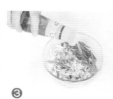 ❸
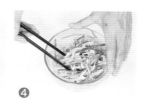 ❹

金针菇培根卷

烹饪方法: 炒　🍴 2人份

烹饪时间 Times 5分钟

原料

金针菇75克，培根80克，彩椒15克，黄油10克

调料

盐、鸡粉、胡椒粉各2克，蚝油8克，料酒5毫升，生抽7毫升，水淀粉适量

做法

1.取小碗，放入盐、鸡粉、蚝油、料酒、生抽，拌匀，调成味汁。

2.彩椒洗净切丝，培根对半切开。

3.彩椒丝、金针菇平铺在切好的培根上。

4.加味汁、水淀粉，卷好，用牙签固定，制成数个培根卷生坯。

5.煎锅置于火上，放入备好的黄油，加热至溶化。

6.放入培根卷，小火煎出香味；撒上胡椒粉，煎至熟透；关火后装入盘中即可。

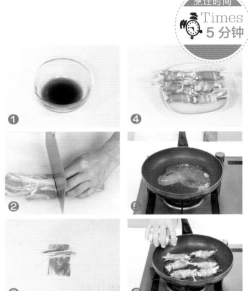

①　②　③　④　⑤　⑥

能量计算　总热量约256千卡/蛋白质20克　脂肪17.3克/糖类7.5克

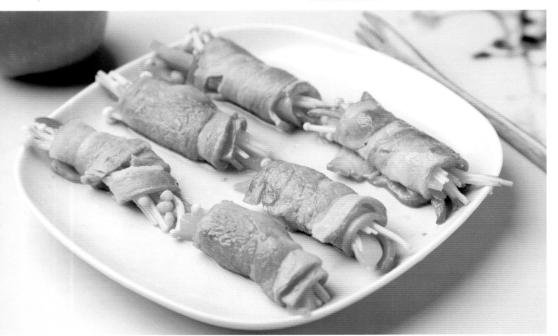

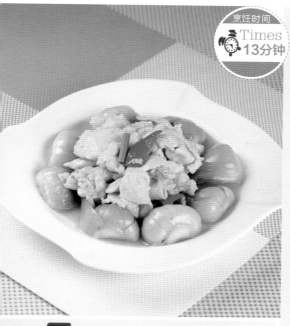

烹饪时间 Times 13分钟

上海青炒鸡片

烹饪方法：炒　🍴 3人份

🥦 原料

鸡胸肉130克，上海青150克，红椒30克，姜片、蒜末、葱段各少许

🧂 调料

盐3克，鸡粉少许，料酒3毫升，水淀粉、食用油各适量

🧭 做法

1.洗净的上海青对半切开，红椒切小块。2.洗净的鸡胸肉切片，加盐、鸡粉、水淀粉、食用油，腌渍至入味。3.锅中注水烧开，倒入食用油，放入上海青，焯熟后捞出。4.用油起锅，倒入姜片、蒜末、葱段，放入红椒片、鸡肉片，淋料酒，翻炒至肉质松散。5.倒入上海青，加入鸡粉、盐调味；淋入水淀粉，炒至食材熟透；盛出即成。

能量计算　总热量约217千卡/蛋白质28.3克　脂肪7.4克/糖类11.6克

椒香肉片

烹饪方法：炒　🍴 3人份

🥦 原料

猪瘦肉200克，白菜150克，红椒15克，桂皮、花椒、八角、干辣椒、姜片、葱段、蒜末各少许

🧂 调料

生抽4毫升，豆瓣酱10克，鸡粉4克，盐3克，陈醋7毫升，水淀粉8毫升，食用油适量

🧭 做法

1.猪瘦肉切成薄片，加入盐、鸡粉、水淀粉、食用油，腌渍约10分钟。2.肉片倒入热油锅中，滑油至变色，捞出。3.锅底留油，倒入葱段、蒜末、姜片、爆香；放入红椒、桂皮、花椒、八角、干辣椒，炒香。4.下入白菜、肉片，注入清水，炒匀；加盐、鸡粉、生抽、豆瓣酱、醋、水淀粉调味，盛出即可。

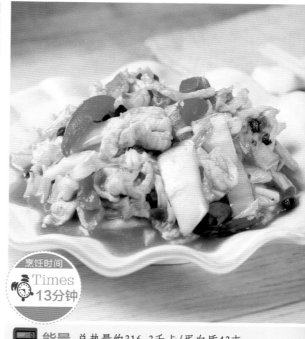

烹饪时间 Times 13分钟

能量计算　总热量约316.3千卡/蛋白质43克　脂肪12.6克/糖类9.1克

陈皮银耳炖乳鸽

烹饪方法：炖　　5人份

原料

乳鸽600克，水发银耳5克，水发陈皮2克，高汤300毫升，姜片、葱段各少许

调料

盐3克，鸡粉2克，料酒适量

做法

1.锅中注入适量清水烧开，倒入处理好的乳鸽，略煮一会儿，捞出，放入炖盅。2.倒入备好的姜片、葱段、银耳、陈皮、高汤，加入盐、鸡粉、料酒，拌匀，盖上盖，待用。3.蒸锅中注水烧开，放入炖盅，炖2小时至食材熟透，取出炖盅，揭盖，待稍微放凉即可食用。

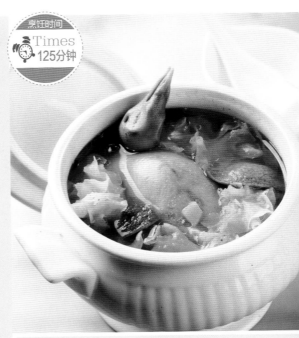

能量计算　总热量约852.2千卡/蛋白质136.7克　脂肪28.4克/糖类4.6克

莴笋玉米鸭丁

烹饪方法：炒　　3人份

原料

鸭胸肉160克，莴笋150克，玉米粒90克，彩椒50克，蒜末、葱段各少许

调料

盐、鸡粉各3克，料酒4毫升，生抽6毫升，水淀粉、芝麻油、食用油各适量

做法

1.鸭胸肉切丁，加盐、料酒、生抽、水淀粉，拌匀，腌渍10分钟。2.开水锅中加盐、食用油，倒入莴笋、玉米粒和彩椒，煮约1分钟，捞出。3.鸭肉丁倒入热油锅中，炒至松散；淋入生抽、料酒，倒入蒜末、葱段和焯过水的食材，炒软。4.加盐、鸡粉、水淀粉调味；淋入芝麻油，炒至食材入味，盛出即可。

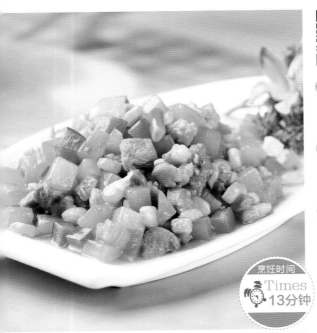

能量计算　总热量约509.9千卡/蛋白质30.6克　脂肪32.9克/糖类28.2克

圣女果芦笋鸡柳

烹饪方法：炒　2人份

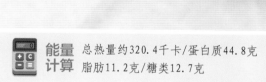

能量计算　总热量约320.4千卡/蛋白质44.8克
脂肪11.2克/糖类12.7克

烹饪时间
Times
12分钟

原料

鸡胸肉220克，芦笋100克，圣女果40克，葱段少许

调料

盐3克，鸡粉少许，料酒6毫升，水淀粉、食用油各适量

做法

1. 芦笋用斜刀切长段，圣女果对半切开，鸡胸肉切条形。
2. 鸡肉条装入碗中，加盐、水淀粉、料酒，腌渍约10分钟。
3. 热锅注油，烧至四五成热，放入鸡肉条、芦笋段，拌匀；炸至食材断生后捞出。
4. 用油起锅，放入葱段，倒入炸好的食材，大火快炒，放入圣女果，炒匀，加盐、鸡粉、料酒，炒匀调味，再用水淀粉勾芡；关火后盛出炒好的菜肴，装入盘中即成。

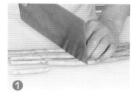 ❶　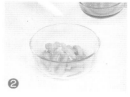 ❷　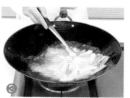 ❸　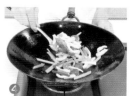 ❹

水产类

　　水产类食物包含各种海鱼、河鱼和其他各种水产品，如虾、蟹、海参等。水产类食物味道鲜美、营养价值高，富含蛋白质、ω-3脂肪酸、维生素等，其脂肪和热量含量低，糖尿病患者合理进食，有利于控制血糖和预防并发症的发生。

食用窍门

1.不宜大量食用。水产品营养丰富，富含蛋白质，过量食用会增加肝脏和肾脏负担，尤其是糖尿病并发肝病、肾病患者更应控制进食量。
2.选择合适的烹饪方法。水产类食物的烹调方式应根据食材的新鲜度决定，新鲜的可煮或蒸；次新鲜的，宜采用烧、焖的方式。
3.蟹黄、蟹膏、鱼卵等食物含胆固醇较高，应避免食用。

推荐食物

蛤蜊、牡蛎、鲫鱼、鲤鱼、鲢鱼、鳕鱼、海参、扇贝、三文鱼、海带、紫菜等。

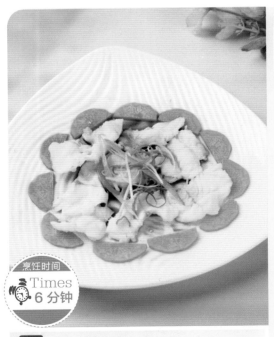

烹饪时间
Times
6分钟

能量计算　总热量约55.2千卡/蛋白质11.6克
脂肪0.6克/糖类0.1克

清蒸石斑鱼片

烹饪方法：蒸　1人份

原料

石斑鱼片60克，葱条、彩椒、姜块各少许

调料

蒸鱼豉油适量

做法

1.洗净的葱条、彩椒切细丝，去皮洗净的姜块切细丝。2.取一个蒸盘，放入备好的石斑鱼片，铺放整齐。3.蒸锅上火烧开，放入蒸盘，中火蒸至鱼肉熟透。4.取出蒸好的鱼片，趁热撒上葱丝、彩椒丝、姜丝，浇上少许蒸鱼豉油即可。

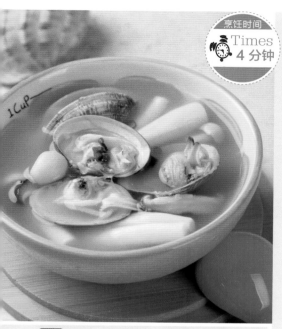

双菇蛤蜊汤

烹饪方法：煮　　2人份

原料

蛤蜊150克，白玉菇段、香菇块各100克，姜片、葱花各少许

调料

鸡粉、盐、胡椒粉各2克

做法

1.将洗净切好的白玉菇、香菇装入碗中，备用。2.锅中注入适量清水烧开，倒入备好的白玉菇、香菇，搅拌均匀。3.再倒入备好的蛤蜊、姜片，搅拌均匀，煮约2分钟。4.放入适量鸡粉、盐，撒上少许胡椒粉，拌匀调味。5.盛出煮好的汤料，装入碗中，撒上少许葱花即可。

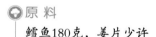

能量计算　总热量约132千卡/蛋白质19.3克　脂肪2.3克/糖类14克

烹饪时间 Times 4分钟

香煎银鳕鱼

烹饪方法：煎　　2人份

原料

鳕鱼180克，姜片少许

调料

生抽2毫升，盐1克，料酒3毫升，食用油适量

做法

1.取一个干净的碗，放入备好的鳕鱼、姜片。2.加入适量生抽、盐，淋入少许料酒；抓匀，腌渍约10分钟至入味。3.煎锅中注入适量食用油，烧热，放入腌渍好的鳕鱼，用小火煎出焦香味。4.翻面，煎约1分钟至鳕鱼呈焦黄色，盛出，装入盘中即可。

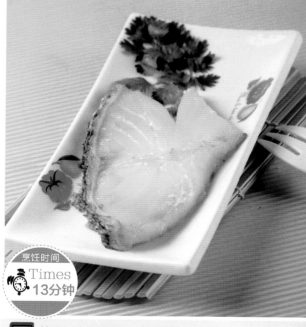

烹饪时间 Times 13分钟

能量计算　总热量约158.4千卡/蛋白质36.7克　脂肪0.9克/糖类0.9克

碧绿生鱼卷

烹饪方法: 炸　　2人份

🍴 **原 料**

火腿45克，胡萝卜40克，水发香菇30克，生鱼肉180克，上海青100克，胡萝卜片、红椒片、姜片、葱段各少许

🧂 **调 料**

盐3克，鸡粉2克，料酒5毫升，生粉、水淀粉、食用油各适量

🍳 **做 法**

1. 胡萝卜、火腿、香菇切丝，生鱼切片。
2. 生鱼中加盐、鸡粉、生粉，腌渍；锅中水烧热，倒油、胡萝卜、香菇，煮1分钟。
3. 另起锅，水烧开，倒油，放胡萝卜片，煮约1分钟；倒入上海青、盐，略煮，捞出。
4. 案台上撒生粉，将生鱼片裹上火腿、胡萝卜、香菇，制成鱼卷。
5. 热锅注油，将生鱼卷炸熟，捞出。
6. 锅底留油，放调料，制成稠汁；使鱼卷裹上稠汁，盛出，摆好盘即成。

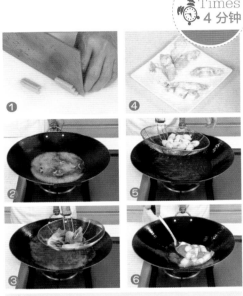

能量计算 总热量约291.9千卡/蛋白质42.5克 脂肪7.5克/糖类15.9克

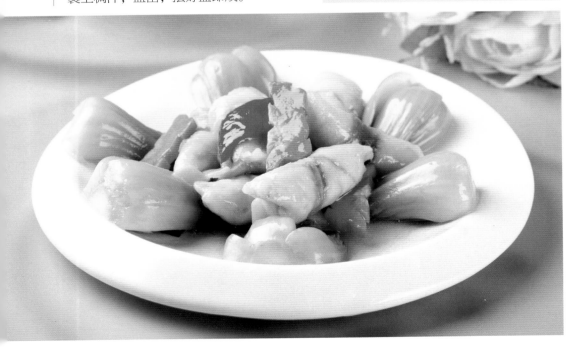

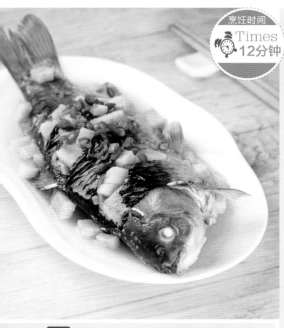

山药蒸鲫鱼

烹饪时间 Times 12分钟

烹饪方法：蒸 3人份

原料

鲫鱼400克，山药80克，葱条30克，姜片20克，葱花、枸杞各少许

调料

盐2克，鸡粉2克，料酒8毫升

做法

1. 去皮的山药切粒，处理干净的鲫鱼两面切上一字花刀。2. 将鲫鱼装入碗中，放入少许姜片、葱条，加调料腌渍约10分钟至入味。3. 将腌渍好的鲫鱼装入蒸盘中，撒上切好的山药粒，放上姜片。4. 把蒸盘放入烧开的蒸锅中，大火蒸至熟透。5. 取出蒸盘，夹去姜片，撒上少许葱花、枸杞即可。

能量计算 总热量约492.2千卡/蛋白质70.7克 脂肪11.2克/糖类28.7克

鳕鱼粥

烹饪方法：煮 3人份

原料

鳕鱼肉120克，水发大米150克

调料

盐少许

做法

1. 蒸锅上火烧开，放入处理好的鳕鱼肉，中火蒸约10分钟至熟透。2. 取出蒸好的鳕鱼肉，放凉后压成泥状，备用。3. 砂锅中注入适量清水烧开，倒入洗净的大米，烧开后用小火煮约30分钟至米粒熟软。4. 倒入鳕鱼肉，加入适量盐，拌匀，略煮片刻至其入味，盛出煮好的鳕鱼粥即可。

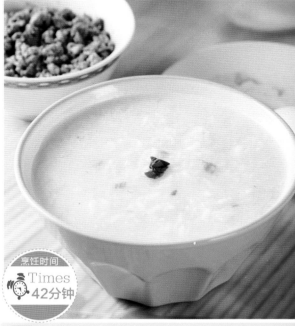

烹饪时间 Times 42分钟

能量计算 总热量约624.6千卡/蛋白质117.5克 脂肪1.8克/糖类35.6克

木耳炒鱼片

烹饪方法: 炒　👤 2人份

🍳 **原料**

草鱼肉120克，水发木耳50克，彩椒40克，姜片、葱段、蒜末各少许

🧂 **调料**

盐3克，鸡粉2克，生抽3毫升，料酒5毫升，水淀粉、食用油各适量

🍴 **做法**

1.洗净的木耳、彩椒切小块。2.草鱼切片，加鸡粉、盐、水淀粉、食用油，腌渍至入味。3.锅中油烧热，放入备好的食材，倒入鱼肉，轻轻晃动，至鱼肉断生，捞出。4.锅底留油，放入姜片、蒜末、葱段，倒入彩椒块、木耳、草鱼片，淋料酒，加入鸡粉、盐、生抽、水淀粉，炒至食材熟透；盛出即成。

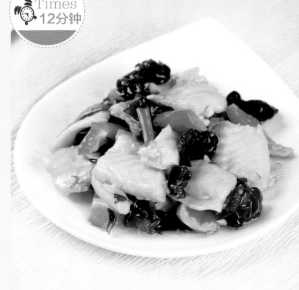

🖩 **能量计算** 总热量约240.7千卡/蛋白质23.4克　脂肪7.1克/糖类13.2克

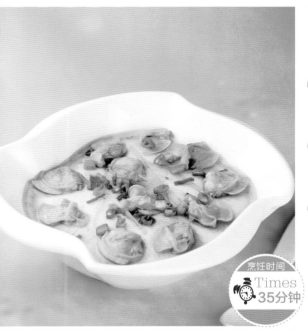

🖩 **能量计算** 总热量约228.6千卡/蛋白质25.1克　脂肪11.6克/糖类5.9克

蛤蜊蒸蛋

烹饪方法: 蒸　👤 2人份

🍳 **原料**

鸡蛋2个，蛤蜊肉90克，姜丝、葱花各少许

🧂 **调料**

盐1克，料酒2毫升，生抽7毫升，芝麻油2毫升

🍴 **做法**

1.将余过水的蛤蜊肉加姜丝、料酒、生抽、芝麻油，搅匀。2.鸡蛋打散，加盐，调匀，倒入少许清水，搅拌片刻。3.把蛋液倒入碗中，放入烧开的蒸锅中，用小火蒸约10分钟。4.在蒸熟的鸡蛋上放上蛤蜊肉，用小火再蒸2分钟后取出；淋入生抽，撒上葱花即可。

芝麻带鱼

烹饪方法：炒　2人份

◎ 原料

带鱼140克，熟芝麻20克，姜片、葱花各少许

◎ 调料

盐3克，鸡粉3克，生粉7克，生抽4毫升，水淀粉、辣椒油、老抽、食用油各适量

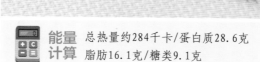

能量计算　总热量约284千卡/蛋白质28.6克
脂肪16.1克/糖类9.1克

烹饪时间 Times 17分钟

◎ 做法

1. 去鳍的带鱼切小块，放入姜片，加盐、鸡粉、生抽、料酒，放入生粉，拌匀，腌渍15分钟至入味。
2. 锅中油烧热，将带鱼块炸至呈金黄色，捞出。
3. 锅底留油，倒入清水，淋入辣椒油，加盐、鸡粉、生抽，拌匀煮沸。
4. 倒入水淀粉，调成浓汁，淋入老抽，炒匀上色；放入炸好的带鱼块，炒匀，撒上葱花，装盘，撒上熟芝麻即可。

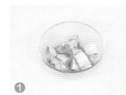 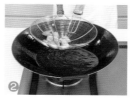 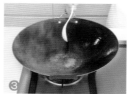 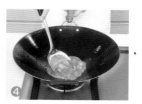

鳝鱼羹面

烹饪方法：煮　　2人份

烹饪时间
Times
7分钟

🍳 **原料**

油面170克，鳝鱼肉50克，洋葱20克，蒜苗30克，胡萝卜40克，青椒8克，蒜末少许，柴鱼片汤500毫升

🥣 **调料**

豆瓣酱10克，鸡粉少许，生抽5毫升，食用油适量

🔪 **做法**

1. 洗净的洋葱切细丝，蒜苗切长段。
2. 洗净的胡萝卜切薄片，鳝鱼肉切片。
3. 开水锅中放油面，煮至熟透，捞出。
4. 用油起锅，放入蒜末、鳝鱼片、料酒、蒜苗、洋葱、胡萝卜片，炒匀。
5. 加入豆瓣酱、柴鱼片汤，大火煮沸；加入生抽、鸡粉，调成汤料。
6. 碗中放入面条，再盛入汤料即可。

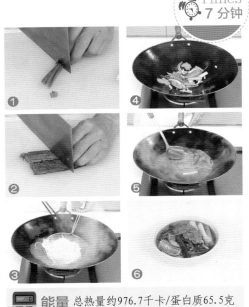

能量计算 总热量约976.7千卡/蛋白质65.5克
脂肪45.7克/糖类79.5克

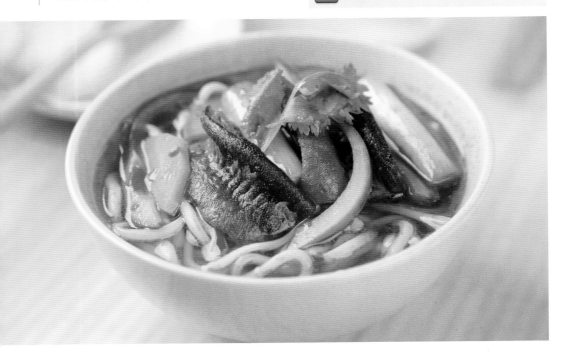

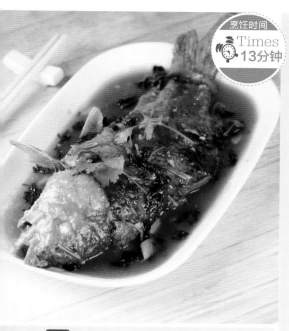

烹饪时间
Times
13分钟

紫苏烧鲤鱼

烹饪方法：烧　3人份

原料

鲤鱼1条，紫苏叶30克，姜片、蒜末、葱段各少许

调料

盐4克，鸡粉3克，生粉20克，生抽5毫升，水淀粉10毫升，食用油适量

做法

1.紫苏叶切段；鲤鱼上均匀地撒上盐、鸡粉、生粉，腌渍至入味。2.热锅注油，烧至六成热，放入鲤鱼，炸至金黄色，捞出。3.锅底留油，放入姜片、蒜末、葱段，注入清水，加生抽、盐、鸡粉，放入鲤鱼，煮至入味；倒入紫苏叶，续煮片刻；把鲤鱼捞出，装入盘中。4.把锅中的汤汁加热，淋入水淀粉勾芡，将芡汁浇在鱼身上即可。

能量计算　总热量约560.3千卡/蛋白质89.1克　脂肪20.9克/糖类5.5克

香菇蒸鳕鱼

烹饪方法：蒸　2人份

原料

鳕鱼肉200克，香菇40克，泡小米椒15克，姜丝、葱花各少许

调料

料酒4毫升，盐、蒸鱼豉油各适量

做法

1.泡小米椒切碎，洗好的香菇切成条。2.洗净的鳕鱼肉装入碗中，放入适量料酒、盐，拌匀，加入香菇、小米椒碎、姜丝，拌匀。3.将处理好的鳕鱼放入烧开的蒸锅中，盖上盖，用中火蒸8分钟，至食材熟透。4.揭开盖，将蒸好的鳕鱼取出，浇上少许蒸鱼豉油；撒上葱花即可。

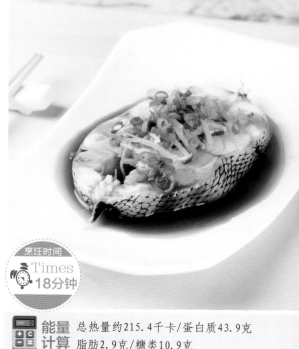

烹饪时间
Times
18分钟

能量计算　总热量约215.4千卡/蛋白质43.9克　脂肪2.9克/糖类10.9克

薏米冬瓜鲫鱼汤

烹饪方法：煮　　4人份

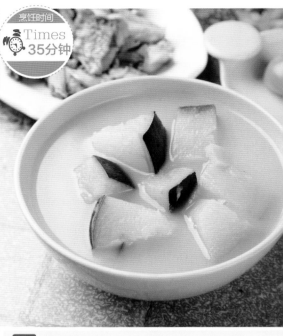

烹饪时间 Times 35分钟

原料

鲫鱼块350克，冬瓜170克，水发薏米、姜片各适量

调料

盐2克，鸡粉2克，食用油适量

做法

1.洗好的冬瓜去瓤，切块，备用。2.煎锅热油，放入鲫鱼块，煎至两面金黄，盛出。3.取一个纱袋，放入煎好的鲫鱼，系紧袋口，制成鱼袋，待用。4.砂锅注水烧开，倒入薏米、姜片、鱼袋和冬瓜，烧开后用小火煮至食材熟透；加入盐、鸡粉，拌匀调味；拣出鱼袋，盛出煮好的汤料即可。

能量计算　总热量约396.7千卡/蛋白质60.5克　脂肪9.8克/糖类17.7克

三文鱼沙拉

烹饪方法：拌　　2人份

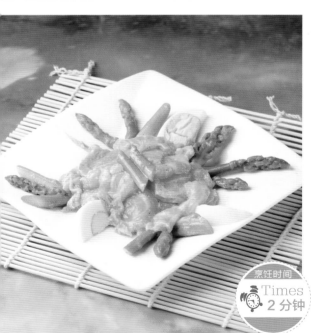

烹饪时间 Times 2分钟

原料

三文鱼90克，芦笋100克，熟鸡蛋1个，柠檬80克

调料

盐3克，黑胡椒粒、橄榄油各适量

做法

1.芦笋去皮，切成段；煮熟的鸡蛋去壳，切小块，处理好的三文鱼切片。2.开水锅中加盐、食用油，倒入芦笋段，搅散，煮半分钟，淋入橄榄油，搅匀，捞出。3.把芦笋放入碗中，倒入三文鱼，加入柠檬汁、黑胡椒粒。4.加盐，淋橄榄油，搅至食材入味，夹出芦笋，摆入盘中，放入鸡蛋；再放入拌好的三文鱼、剩余的芦笋即可。

能量计算　总热量约262.7千卡/蛋白质25克　脂肪14.4克/糖类9.9克

菜心炒鱼片

烹饪方法: 炒　🍳 3人份

🕐 烹饪时间
Times
12分钟

🍽 原 料

菜心200克，生鱼肉150克，彩椒40克，红椒20克，姜片、葱段各少许

🥣 调 料

盐3克，鸡粉2克，料酒5毫升，水淀粉、食用油各适量

🍳 做 法

1. 洗净的红椒、彩椒切块，生鱼肉切片。
2. 鱼片装入碗中，加盐、鸡粉、水淀粉、食用油，腌渍10分钟。
3. 锅中注水烧开，加盐、食用油，倒入菜心，煮约1分钟，捞出。
4. 热锅注油，烧至四成热；倒入生鱼片，滑油至变色后捞出。
5. 锅底留油，放入以上食材，加调料，快速翻炒至入味。
6. 盘中摆菜心，把鱼片放在菜心上即成。

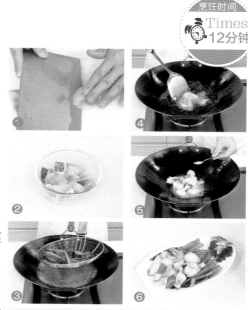

能量 总热量约191.5千卡/蛋白质34.1克
计算 脂肪2.9克/糖类12.3克

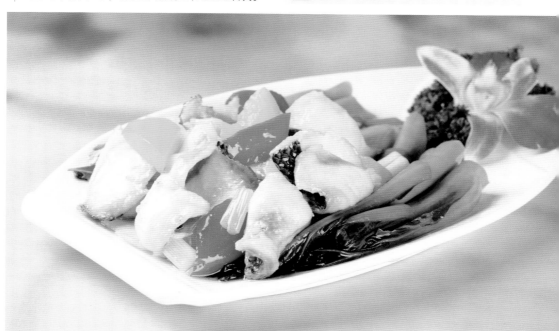

笋烧海参

烹饪方法: 烧　　3人份

烹饪时间
Times 12分钟

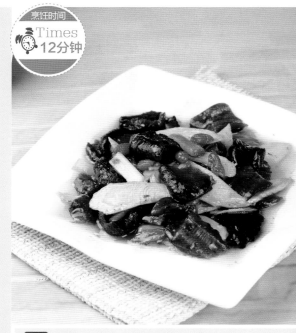

原料

党参12克, 冬笋70克, 枸杞8克, 水发海参300克, 姜片、葱段各少许

调料

白醋8毫升, 料酒8毫升, 生抽4毫升, 盐2克, 鸡粉2克, 水淀粉4毫升, 食用油适量

做法

1.洗好的冬笋切片、海参切块。2.砂锅中注水烧开, 放入党参, 小火煮至其析出营养成分, 盛出。3.开水锅中, 加入白醋, 倒入海参, 余煮一会儿, 捞出。4.用油起锅, 倒入姜片、葱段, 爆香; 倒入海参, 淋料酒、生抽, 倒入冬笋、药汁, 煮至沸; 加盐、鸡粉, 放入枸杞, 淋水淀粉, 快速翻炒匀, 装盘。

能量计算 总热量约108.9千卡/蛋白质20.9克
脂肪0.6克/糖类8.1克

蒜泥海带丝

烹饪方法: 拌　　2人份

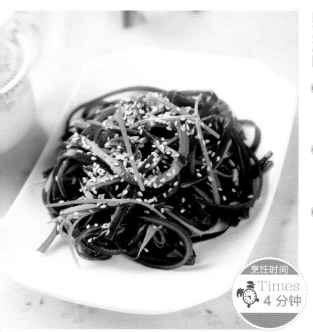

烹饪时间
Times 4分钟

原料

水发海带丝240克, 胡萝卜45克, 熟白芝麻、蒜末各少许

调料

盐2克, 生抽4毫升, 陈醋6毫升, 蚝油12克

做法

1.将洗净去皮的胡萝卜切成细丝, 备用。2.锅中注入适量清水烧开, 放入洗净的海带丝, 大火煮至食材断生后捞出, 备用。3.取一个大碗, 放入海带丝, 撒上胡萝卜丝、蒜末; 加入适量盐、生抽、蚝油、陈醋, 搅拌至入味。4.另取一个盘子, 盛入拌好的菜肴, 撒上熟白芝麻即成。

能量计算 总热量约45.5千卡/蛋白质3.3克
脂肪0.3克/糖类9克

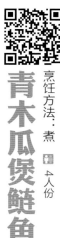

烹饪方法：煮

4人份

青木瓜煲鲢鱼

🍲 原料

鲢鱼450克，木瓜160克，红枣15克，姜片、葱段各少许

🍶 调料

盐3克，料酒8毫升，橄榄油适量

烹饪时间
Times
41分钟

能量计算　总热量约550.8千卡/蛋白质81.2克
脂肪16.4克/糖类21.4克

🥘 做法

1. 去皮的木瓜切小块，鲢鱼切成块。
2. 鱼块中，加盐、料酒，搅匀；腌渍约10分钟至其入味。
3. 锅中油烧热，放入腌渍好的鱼块，煎至两面断生；撒上姜片、葱段，炒出香味；将材料盛入砂锅中。
4. 将砂锅置于火上，加水、木瓜、红枣，搅匀；烧开后小火煮10分钟；加盐、料酒，小火煮约20分钟至熟透，持续搅拌片刻；盛出即可。

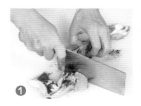
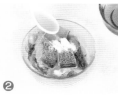
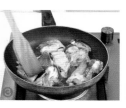
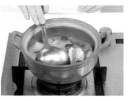

茄汁香煎三文鱼

烹饪方法: 煎　　2人份

🍴 原料

　　三文鱼160克，洋葱45克，彩椒15
克，芦笋20克，鸡蛋清20克

🥣 调料

　　番茄酱15克，盐2克，黑胡椒粉2
克，生粉适量

🥄 做法

　　1.将彩椒、洋葱切成粒，芦笋切成丁。
　　2.三文鱼装入碗中，加盐、黑胡椒，倒入
蛋清，加生粉，搅匀，腌渍约15分钟。
　　3.煎锅置于火上，倒入食用油烧热，放入三
文鱼，双面煎熟，装盘，待用。
　　4.锅底留油烧热，倒入洋葱，煸炒变软。
　　5.放入芦笋、彩椒、番茄酱，炒出香味，
注入适量清水，搅匀，煮至沸；加入适量
盐，调成味汁。
　　6.关火后盛出味汁，浇在鱼块上即可。

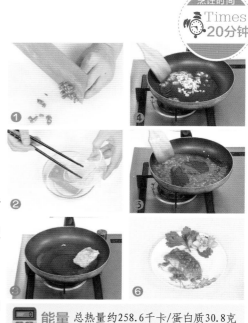

烹饪时间 Times 20分钟

能量计算　总热量约258.6千卡/蛋白质30.8克
　　　　　脂肪12.6克/糖类6.6克

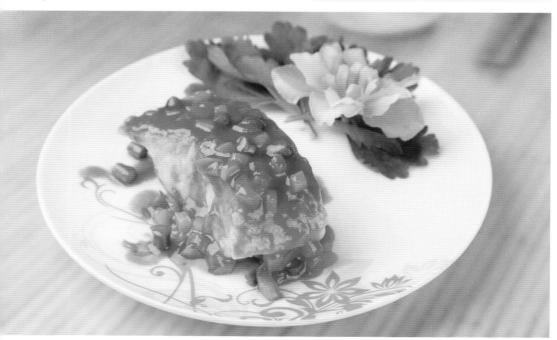

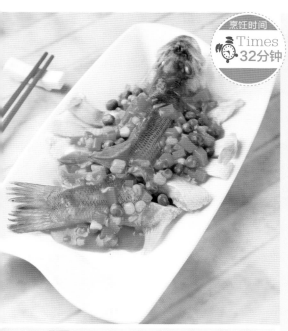

烹饪时间
Times
32分钟

浇汁鲈鱼

烹饪方法: 蒸　　3人份

原料

鲈鱼270克，豌豆90克，胡萝卜60克，玉米粒45克，姜丝、葱段、蒜末各少许

调料

盐2克，番茄酱、水淀粉各适量，食用油少许

做法

1.洗净的鲈鱼加盐、姜丝、葱段，拌匀，腌渍约15分钟。2.胡萝卜切丁，鲈鱼去除鱼骨，鱼肉两侧切条，放入蒸盘中。3.开水锅中倒入胡萝卜、豌豆、玉米粒，煮至断生，捞出。4.蒸锅上火烧开，放入蒸盘，中火蒸约15分钟，取出。5.用油起锅，倒入蒜末，倒入焯过水的食材，炒匀；放入番茄酱，注入清水，拌匀煮沸；倒入水淀粉，拌匀，调成菜汁；盛出菜汁，浇在鱼身上即可。

能量 总热量约635.1千卡/蛋白质70.9克
计算 脂肪10.8克；糖类74.8克

扇贝拌菠菜

烹饪方法: 拌　　3人份

原料

扇贝600克，菠菜180克，彩椒40克，蒜末、姜末各少许

调料

盐3克，鸡粉3克，生抽10毫升，芝麻油、食用油各适量

做法

1.开水锅中倒入扇贝，煮至贝壳张开后捞出，洗净，去壳和内脏，留取扇贝肉。2.洗净的菠菜切段，彩椒切粗丝，扇贝肉切开。3.开水锅中加食用油，倒入菠菜、彩椒丝，焯熟后捞出；放入扇贝肉，大火煮至熟软后捞出。4.碗中放入焯过水的食材，加盐、鸡粉，淋生抽、芝麻油，搅匀，装盘。

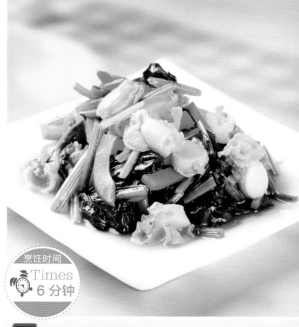

烹饪时间
Times
6分钟

能量 总热量约410.8千卡/蛋白质71.8克
计算 脂肪4.2克/糖类26.3克

丝瓜炒蛤蜊

烹饪方法：炒　　2人份

原料

蛤蜊170克，丝瓜90克，彩椒40克，姜片、蒜末、葱段各少许

调料

豆瓣酱15克，盐、鸡粉各2克，生抽2毫升，料酒4毫升，水淀粉、食用油各适量

做法

1.将蛤蜊对半切开，去除内脏，洗净；丝瓜、彩椒切小块。2.开水锅中，放入蛤蜊，煮约半分钟，捞出。3.用油起锅，放入姜片、蒜末、葱段，爆香；倒入彩椒、丝瓜，炒至变软；放入蛤蜊，加调料炒匀；加清水、生抽，煮至熟透。4.待锅中汤汁收浓，倒入水淀粉勾芡；盛出炒好的菜肴，放在盘中即成。

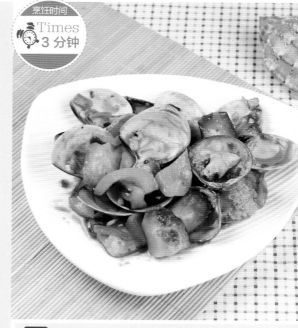

能量计算　总热量约131千卡/蛋白质18.6克　脂肪2.1克/糖类11.1克

三文鱼蒸饭

烹饪方法：蒸　　2人份

原料

水发大米150克，金针菇50克，三文鱼50克，葱花、枸杞各少许

调料

盐3克，生抽适量

做法

1.洗净的金针菇切去根部，再切成小段，备用。2.洗好的三文鱼切丁，加入适量盐，拌匀，腌渍片刻至入味。3.取一碗，倒入大米，注入适量清水，加入生抽，放入腌渍好的鱼肉、切好的金针菇，拌匀。4.蒸锅中注水烧开，放上碗，中火蒸约40分钟至熟；取出，撒上备好的葱花、枸杞即可。

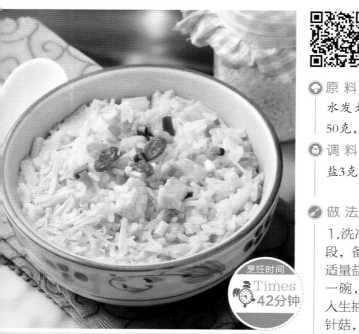

能量计算　总热量约601.5千卡/蛋白质20.9克　脂肪5.3克/糖类119.9克

绣球鲈鱼

烹饪方法: 蒸　　3人份

烹饪时间
Times
32分钟

原 料

鲈鱼350克，胡萝卜60克，上海青30克，芹菜25克，葱段10克，鸡蛋1个，高汤160毫升

调 料

盐3克，鸡粉2克，料酒5毫升，水淀粉适量

做 法

1. 处理好的鲈鱼肉切细丝。
2. 煎锅烧热，将蛋液煎成蛋皮，放凉切丝。
3. 锅中注水烧开，加盐，倒入切好的胡萝卜、芹菜、上海青，煮至断生，捞出。
4. 鱼肉丝中加调料、葱丝、蛋皮丝、焯过水的食材，腌渍至入味后做成肉丸，与鱼头、鱼尾一起放入蒸盘中。
5. 蒸锅上火烧开，放入蒸盘，蒸至熟透。
6. 炒锅置火上，加高汤、盐、鸡粉、水淀粉，至汤汁浓稠后盛出，浇在菜肴上即可。

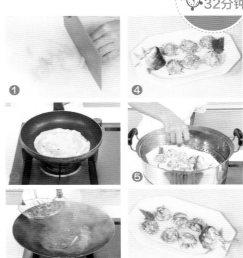

①　④
②　⑤
③　⑥

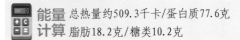

能量计算 总热量约509.3千卡/蛋白质77.6克
脂肪18.2克/糖类10.2克

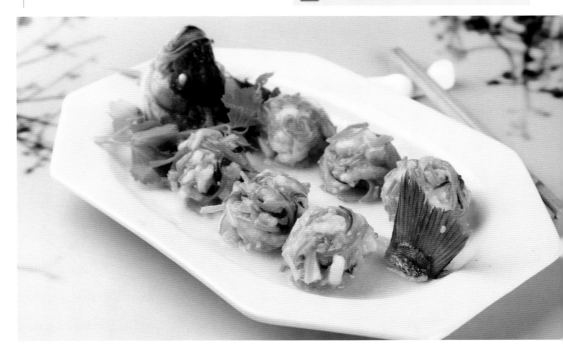

蒜苗烧草鱼

烹饪方法：煮　3人份

烹饪时间 Times 15分钟

原料

草鱼肉250克，蒜苗100克，红椒30克

调料

盐3克，鸡粉2克，老抽、生抽各3毫升，料酒、生粉、水淀粉、食用油各适量

做法

1. 蒜苗切段，红椒用斜刀切段；草鱼肉切去鱼鳍，切成条形块。
2. 将鱼块放入碗中，加盐、料酒、生粉，拌匀，腌渍至入味。
3. 锅中油烧热，放入鱼块，中火炸至金黄色，捞出，沥干。
4. 用油起锅，放入蒜苗梗、草鱼块，淋料酒，炒香；注入清水，煮至沸腾，加盐、鸡粉，淋入老抽、生抽，拌匀调味。
5. 待汤汁沸腾，加入红椒，炒匀，煮至入味，放入蒜苗叶，倒入水淀粉。
6. 拌匀，盛出锅中的菜肴即可。

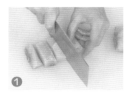
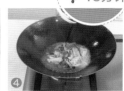
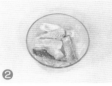
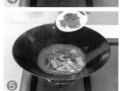
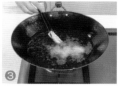
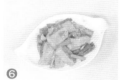

 能量计算 总热量约329.1千卡/蛋白质44克　脂肪13.5克/糖类10.7克

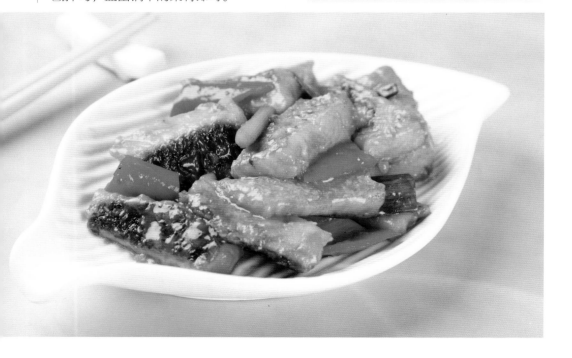

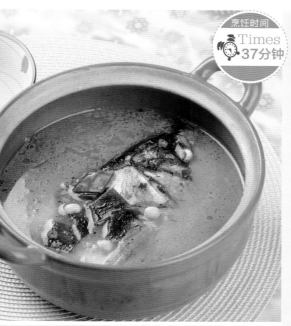

烹饪时间
Times
37分钟

海带黄豆鱼头汤

烹饪方法：煮　🍲 3人份

◎ 原 料

鲢鱼头200克，海带70克，水发黄豆100克，姜片、葱花各少许

◎ 调 料

盐2克，鸡粉2克，料酒5毫升，胡椒粉、食用油各适量

◎ 做 法

1.将洗净的海带切成小块。2.用油起锅，放姜、鲢鱼头，煎出焦香味；翻面，煎至鱼头呈焦黄色。3.把煎好的鱼头盛出，装入盘中待用；砂锅中注水烧开，放入黄豆、海带，淋料酒；大火烧开，转小火炖20分钟至熟透。4.放鱼头，小火煮15分钟至熟烂；加盐、鸡粉、胡椒粉，搅匀；取下砂锅，放入葱花即可。

能量　总热量约575.4千卡/蛋白质71.4克
计算　脂肪23.3克/糖类35.7克

白萝卜牡蛎汤

烹饪方法：煮　🍲 1人份

◎ 原 料

白萝卜丝30克，牡蛎肉40克，姜片、葱花各少许

◎ 调 料

料酒10毫升，盐2克，鸡粉2克，芝麻油、胡椒粉、食用油各适量

◎ 做 法

1.锅中注入适量清水烧开，倒入洗净切好的白萝卜、姜丝、牡蛎肉，搅拌均匀。2.淋入少许食用油、料酒，搅匀；焖煮约5分钟至全部食材煮透。3.淋入少许芝麻油，加入胡椒粉、鸡粉、盐；搅拌片刻，使食材入味。4.将煮好的汤水盛出，装入碗中，撒上少许葱花即可。

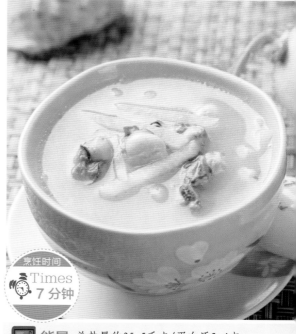

烹饪时间
Times
7分钟

能量　总热量约35.5千卡/蛋白质2.4克
计算　脂肪0.9克/糖类4.8克

水果类

水果有"三宝"：维生素、无机盐和膳食纤维。它们在维持人体健康方面起着重要作用，对糖尿病患者也很有益。糖尿病患者的血糖稳定在正常水平并平稳一段时间后可以食用水果，食用的量应根据水果中含糖量和各种水果的血糖指数而定。

食用窍门

1.吃水果要限量。糖尿病患者在血糖稳定的情况下，每日可吃约200克水果，吃水果后要相应减少主食量。

2.掌握吃水果的时间。糖尿病患者吃水果忌餐前餐后吃，宜作为"加餐"或睡前1小时吃。"加餐"即两个正餐之间，如上午9~10点、下午3~4点，既可预防低血糖，又可维持血糖稳定。

推荐食物

苹果、桑葚、石榴、柚子、樱桃、草莓、橘子、菠萝、桃子、火龙果、猕猴桃等。

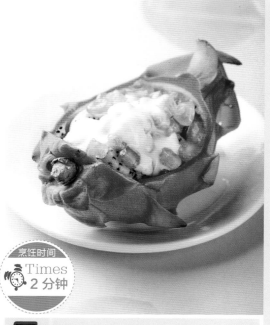

烹饪时间
Times
2分钟

石榴火龙果盅

烹饪方法：拌　3人份

原料

石榴200克，火龙果300克，酸奶120毫升

做法

1.将清洗干净的火龙果平放，沿三分之一处剖开，备用。2.用小勺将剖开的火龙果中的果肉取出，制成火龙果盅，备用。3.将备好的石榴剖开，取出石榴果肉，备用。4.把取出的火龙果的果肉和石榴的果肉依次放入火龙果盅内，静置一会儿。5.再倒入备好的酸奶即成。

能量　总热量约365.4千卡/蛋白质9.1克
计算　脂肪4.2克/糖类88.5克

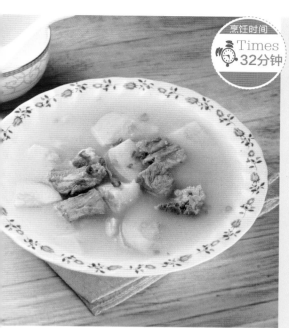

烹饪时间
Times
32分钟

番石榴排骨汤

烹饪方法: 炖　🥘 3人份

🌱 **原 料**

番石榴160克，排骨300克，姜片、葱花各少许

🥢 **调 料**

盐2克，鸡粉2克

🍳 **做 法**

1.洗好的番石榴对半切开，切成小块。2.锅中注水烧开，倒入洗净的排骨，搅拌匀，余去血水，捞出。3.砂锅中注水烧开，倒入余过水的排骨，撒入姜片；小火炖20分钟至食材熟软；加入番石榴，搅匀；小火炖至食材熟透。4.加入盐、鸡粉调味，盛出煮好的汤料，撒上葱花即可。

能量 总热量约899.6千卡/蛋白质51.9克
计算 脂肪69.9克/糖类24.8克

樱桃鲜奶

烹饪方法: 煮　🥘 3人份

🌱 **原 料**

樱桃90克，脱脂牛奶250毫升

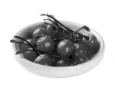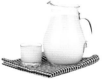

🍳 **做 法**

1.洗净的樱桃去蒂，切成粒，备用。2.砂锅中注入适量清水烧开，倒入备好的牛奶，用勺搅拌均匀，煮至沸。3.倒入切好的樱桃，拌匀，略煮片刻。4.把煮好的樱桃牛奶盛出，装入碗中即可。

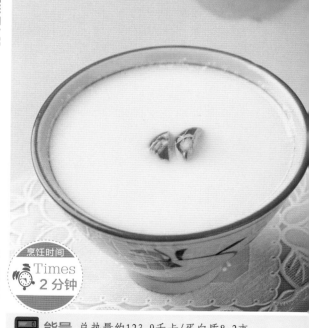

烹饪时间
Times
2分钟

能量 总热量约123.9千卡/蛋白质8.2克
计算 脂肪0.7克/糖类21.2克

火龙果菠萝果盘

烹饪方法: 拌　👤 2人份

🐄 原 料

火龙果160克, 菠萝170克

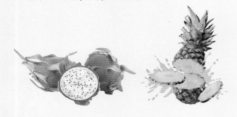

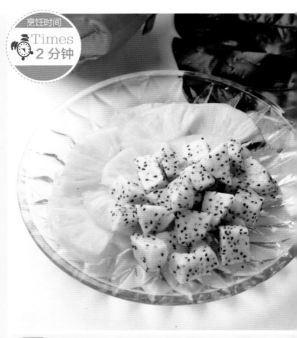

✍ 做 法

1.将处理好的菠萝去除果皮，切成扇形，备用。2.洗净的火龙果切开，去除果皮，再切成小块。3.取一个果盘，放入菠萝，摆放好。4.再放入火龙果肉，摆放整齐即可。

🧮 能量计算　总热量约151.3千卡/蛋白质2.6克
脂肪0.5克/糖类39.6克

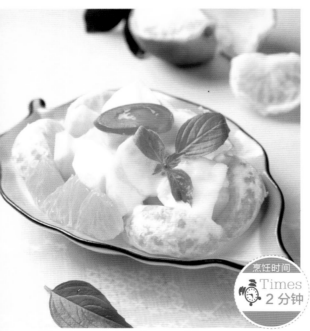

酸奶柑橘沙拉

烹饪方法: 拌　👤 3人份

🐄 原 料

去皮苹果200克，柑橘瓣150克，酸奶40克，圣女果少许

✍ 做 法

1.将洗净的苹果切开，去核，切成片，装入一个干净的碗中，备用。2.另取一盘，摆放上柑橘瓣、苹果片。3.浇上备好的酸奶。4.放上洗净的圣女果做装饰即可。

🧮 能量计算　总热量约197.3千卡/蛋白质2.6克
脂肪1.6克/糖类46克

南瓜苹果沙拉

烹饪方法: 蒸　👤 3人份

🍲 原 料

南瓜200克，苹果100克，蛋黄酱15克

🧂 调 料

盐1克

🍳 做 法

1.将洗净去皮的南瓜切成粗条，再切成小块；洗好的苹果去皮，去核，再切成小块，备用。

2.取一个碗，倒入适量清水，加入少许盐，放入苹果，备用。

3.蒸锅中注入适量清水烧开，放入南瓜。

4.盖上盖，用大火蒸20分钟至熟。

5.揭盖，取出蒸好的南瓜；用刀将南瓜压成泥，放入碗中。

6.放入苹果、蛋黄酱，拌匀即可。

烹饪时间 Times 21分钟

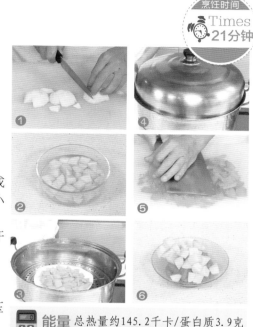

能量 总热量约145.2千卡/蛋白质3.9克
计算 脂肪4.6克/糖类24.6克

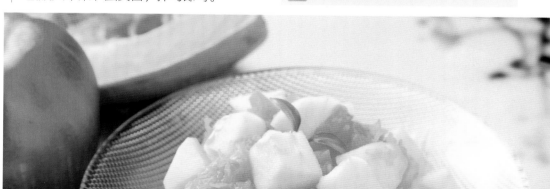

香蕉李子汁

烹饪方法: 榨汁　3人份

原料

香蕉200克，李子150克

 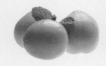

做法

1.洗净的香蕉去皮，切小段；洗净的李子去核，切小块。2.取榨汁机，选择搅拌刀座组合，倒入切好的香蕉、李子。3.注入适量纯净水，选择"榨汁"功能，榨约30秒。4.取一个杯子，将榨好的果汁滤入杯中，即可饮用。

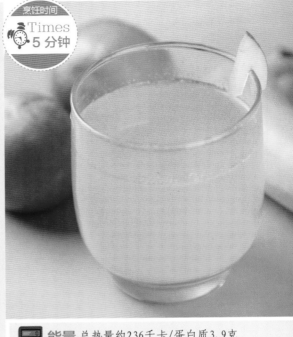

能量计算 总热量约236千卡/蛋白质3.9克
脂肪0.7克/糖类57.1克

枇杷二米粥

烹饪方法: 煮　3人份

原料

水发大米140克，水发小米80克，枇杷100克

做法

1.洗净的枇杷切去头尾，去皮，把果肉切开，去核，将果肉切成小块，备用。2.砂锅中注入适量清水烧开，倒入枇杷，放入洗好的小米、大米，拌匀。3.盖上盖，烧开后小火煮约30分钟至食材熟透。4.揭开盖，搅拌均匀；关火后盛出煮好的粥即可。

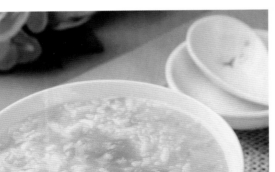

能量计算 总热量约809.8千卡/蛋白质18.4克
脂肪3.8克/糖类178.4克

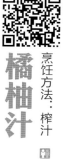

橘柚汁

烹饪方法：榨汁

👥 一人份

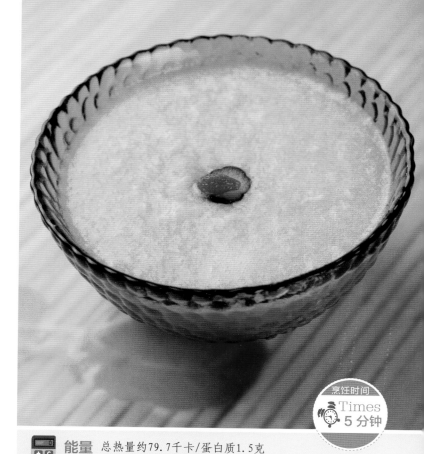

烹饪时间
Times
5分钟

能量计算　总热量约79.7千卡/蛋白质1.5克
脂肪0.3克/糖类18.7克

◉ 原料

柚子100克，橘子90克

🥄 做法

1.将洗净的橘子剥取果肉；柚子剥去果皮，撕成小瓣，待用。
2.取来备好的榨汁机，选择搅拌刀座组合，倒入备好的果肉。
3.注入适量矿泉水，盖好盖，通电后选择"榨汁"功能。
4.搅拌一会儿，榨取果汁；断电后倒出榨好的汁水，装入碗中即成。

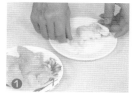
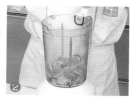
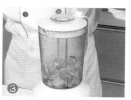
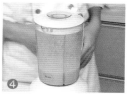

杨桃甜橙木瓜沙拉

烹饪方法: 拌　🍴 3人份

🍃 **原 料**

木瓜200克, 杨桃、橙子各100克, 圣女果90克, 柠檬60克

🥣 **调 料**

酸奶适量

🔪 **做 法**

1. 清洗干净的杨桃、木瓜切片。
2. 清洗干净的橙子肉切成片。
3. 洗净的柠檬切片, 圣女果切开。
4. 取一个大碗, 倒入木瓜、橙肉、杨桃。
5. 放入切好的圣女果, 加入适量酸奶, 快速搅至食材混合均匀。
6. 另取一个干净的盘子, 盛出拌好的食材, 摆放好; 再取柠檬片, 挤出汁水, 滴在盘中即成。

烹饪时间
Times 2 分钟

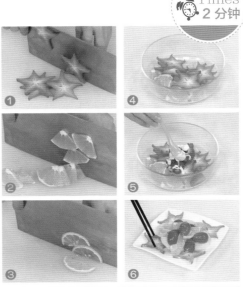

能量计算 总热量约170.8千卡/蛋白质3.8克　脂肪1.5克/糖类41.4克

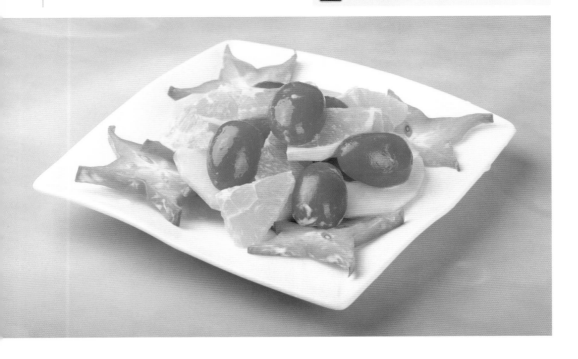

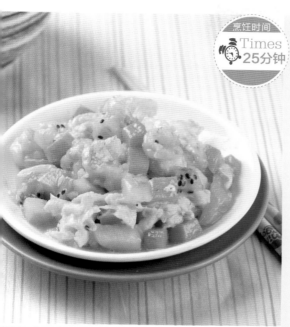

烹饪时间
Times
25分钟

猕猴桃炒虾球

烹饪方法: 炒　　1人份

🥘 原 料

猕猴桃60克，鸡蛋1个，胡萝卜70克，虾仁75克

🧂 调 料

盐4克，水淀粉、食用油各适量

⏱ 做 法

1.去皮的猕猴桃切小块，胡萝卜切丁；虾仁去除虾线，加盐、水淀粉，抓匀，腌渍入味。2.鸡蛋打入碗中，加盐、水淀粉，打散，调匀。3.开水锅中放入盐、胡萝卜，煮至断生，捞出，沥干。4.锅中油烧热，倒入虾仁，炸至转色，捞出；锅底留油，倒入蛋液，炒熟，装盘。5.油起锅，倒入胡萝卜、虾仁、鸡蛋，加盐，炒匀调味；放入猕猴桃，炒匀，倒入淀粉，炒至入味，装盘。

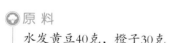
能量　总热量约181.9千卡/蛋白质17克
计算　脂肪6.3克/糖类16.5克

香橙豆浆

烹饪方法: 煮　　1人份

🥘 原 料

水发黄豆40克，橙子30克

⏱ 做 法

1.将洗净的橙子去蒂，切成小块，装入碗中，备用。2.将浸泡8小时的黄豆倒入碗中，注入适量清水，用手搓洗干净，备用。3.将洗净的黄豆、切好的橙子倒入豆浆机中，注入适量清水至水位线。4.盖上豆浆机机头，选择"五谷"程序，再选择"开始"键，开始打浆。5.待豆浆机运转约15分钟，即成豆浆；断电后，取下豆浆机机头，把煮好的豆浆倒入杯中即可。

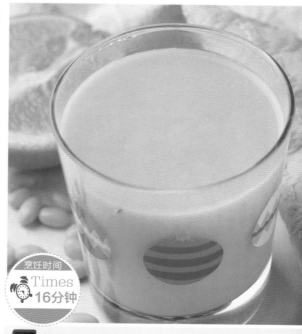

烹饪时间
Times
16分钟

能量　总热量约157.7千卡/蛋白质14.2克
计算　脂肪6.5克/糖类17克

坚果类

　　坚果营养价值高，其所含的不饱和脂肪酸、纤维素和镁可改善人体中胰岛素的分泌及胰岛素对糖的分解，起到控制血糖的作用。但是，坚果类食物往往富含油脂，是高热量食物，食用过多可能会加重糖尿病病情，糖尿病患者要谨慎食用。

食用窍门

1.控制进食量。坚果类食物含有较高的脂肪，为避免因食用坚果引起总热量摄入过多，应将坚果的热量计算在油脂类的摄入量当中，或相应减少主食的进食量，通常坚果类食物每天进食量不宜超过100克（带壳重量）。

2.坚果的一般烹调方法是烤、炒或油炸，容易引起口腔和咽喉的干燥感。糖尿病伴有咽喉炎、口腔溃疡等症的患者应当尽量少吃或不吃烤制、炒制、炸制的坚果。

推荐食物

核桃、板栗、松子、榛子、杏仁、花生、西瓜子等。

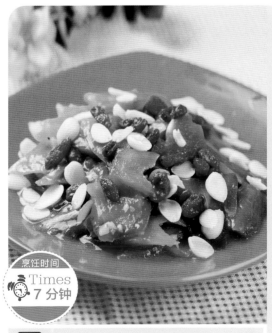

烹饪时间
Times
7分钟

能量计算　总热量约172.4千卡/蛋白质7.7克　脂肪9.4克/糖类20克

杏仁苦瓜

烹饪方法：炒　　2人份

◎ 原料

　　苦瓜180克，杏仁20克，枸杞10克，蒜末少许

◎ 调料

　　盐2克，鸡粉、食粉、水淀粉、食用油各适量

◎ 做法

1.洗净的苦瓜切片。2.锅中注水烧开，放入杏仁，略煮片刻，捞出。3.枸杞放入沸水锅中，焯煮片刻，捞出；锅中加食粉，倒苦瓜，煮至其八成熟，捞出。4.另起锅，注油烧热，倒入蒜末、苦瓜，加鸡粉、盐、水淀粉，炒匀；盛出，放上杏仁、枸杞即成。

杏仁芹菜拌茼蒿

烹饪方法：拌　3人份

烹饪时间 Times 2分钟

原料

茼蒿300克，芹菜50克，彩椒40克，巴旦木仁35克，香菜15克，蒜末少许

调料

盐3克，鸡粉2克，生抽4毫升，陈醋8毫升，芝麻油、食用油各适量

做法

1.芹菜切成段；彩椒切粗丝；洗净的香菜切小段；茼蒿切成段，备用。2.锅中注水烧开，加食用油、盐；倒入切好的食材，煮至断生，捞出。3.把焯煮熟的食材装入碗中，撒上蒜末，加鸡粉、盐，淋生抽、陈醋、芝麻油，撒上香菜。4.快速搅拌一会儿，至食材入味；盘中盛入拌好的食材，撒上巴旦木仁即成。

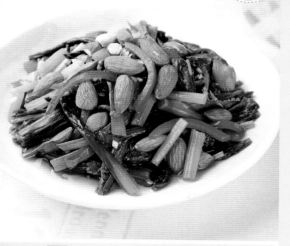

能量计算　总热量约228.6千卡/蛋白质15.7克　脂肪1.2克/糖类38.9克

丝瓜烧板栗

烹饪方法：焖　2人份

原料

板栗140克，丝瓜130克，彩椒40克，姜片、蒜末各少许

调料

盐4克，鸡粉2克，蚝油5克，水淀粉、食用油各适量

做法

1.洗净的板栗对半切开，丝瓜、彩椒切小块。2.锅中水烧开，加盐，放入板栗，煮至其断生后捞出。3.用油起锅，放入姜片、蒜末、板栗，炒匀，注入清水，加盐、鸡粉、蚝油，拌匀。4.用大火煮沸，转小火焖煮约5分钟；倒入丝瓜块、彩椒块，续煮至熟透；倒入水淀粉，翻炒匀，至汤汁收浓；盛出即成。

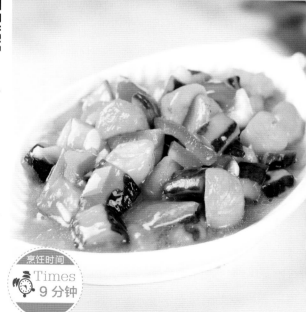

烹饪时间 Times 9分钟

能量计算　总热量约292.6千卡/蛋白质7.7克　脂肪1.3克/糖类67.1克

核桃花生木瓜排骨汤

烹饪时间 Times 183分钟

烹饪方法: 煮　　3人份

原料

核桃仁30克, 花生仁30克, 红枣25克, 排骨块300克, 青木瓜150克, 姜片少许

调料

盐2克

做法

1.洗净的木瓜切块。2.锅中注水烧开, 倒入排骨块, 汆煮片刻, 捞出。3.砂锅中注入清水, 倒入排骨块、青木瓜、姜片、红枣、花生仁、核桃仁, 拌匀; 大火煮开转小火煮3小时至食材熟透。4.加入盐; 搅拌片刻至入味; 盛出煮好的汤, 装入碗中即可。

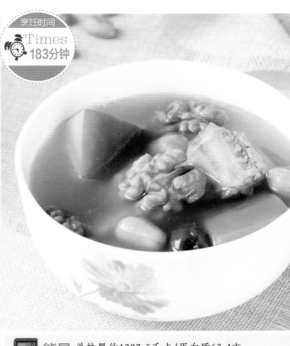

能量计算 总热量约1297.5千卡/蛋白质63.4克 脂肪100.3克/糖类41.8克

榛子腰果酸奶

烹饪方法: 拌　　3人份

原料

榛子40克 , 腰果45克, 枸杞10克, 酸奶300克

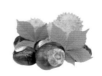 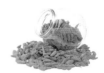

做法

1.热锅注油, 烧至四成热; 倒入洗净的腰果、榛子, 炸出香味。2.将炸好的腰果和榛子捞出, 沥干油。3.取一个干净的杯子, 将酸奶装入杯中, 放入炸好的腰果、榛子。4.再摆上洗净的枸杞装饰即可。

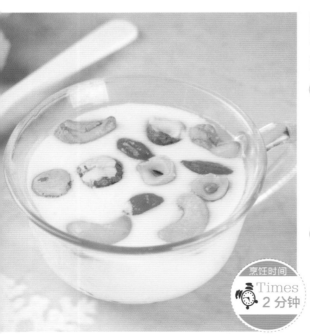

烹饪时间 Times 2分钟

能量计算 总热量约707千卡/蛋白质24.7克 脂肪42.7克/糖类62.8克

黑豆核桃芝麻豆浆

烹饪方法: 煮　　👤 1人份

烹饪时间
Times
17分钟

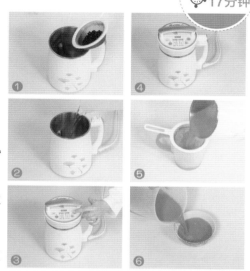

① ④ ② ⑤ ③ ⑥

🔘 原 料

核桃仁20克，黑芝麻25克，水发黑
豆50克

🔘 做 法

1.把洗好的黑芝麻、核桃仁倒入豆浆机
中，倒入已浸泡8小时的黑豆。

2.注入适量清水，至水位线即可。

3.盖上豆浆机机头，选择"五谷"程序，再
选择"开始"键，开始打浆。

4.待豆浆机运转约15分钟，即成豆浆。

5.将豆浆机断电，取下机头，把煮好的豆
浆倒入滤网，滤取豆浆。

6.把滤好的豆浆倒入碗中，用汤匙捞去浮
沫；待稍微放凉后即可饮用。

能量计算　总热量约448.7千卡/蛋白质25.8克
脂肪31.1克/糖类26.6克

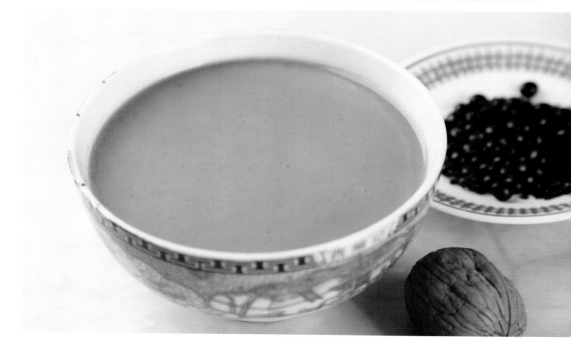

大杏仁蔬菜沙拉

烹饪方法: 拌 　 2人份

🍲 **原料**

巴旦木仁30克,荷兰豆90克,圣女果100克

🧂 **调料**

盐3克,橄榄油3毫升,沙拉酱15克

📝 **做法**

1.圣女果对半切开,荷兰豆切段。2.锅中清水烧开,放入盐、橄榄油、荷兰豆,煮约1分钟至熟,捞出,备用。3.将圣女果放入碗中,加入荷兰豆,放入适量盐、橄榄油、沙拉酱,倒入巴旦木仁,搅拌匀。4.盛出,装入碗中即可。

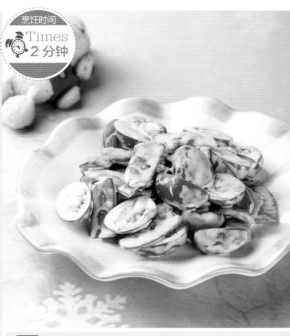

🧮 **能量计算** 总热量约162.8千卡/蛋白质11.3克 脂肪0.6克/糖类31.7克

榛子莲子燕麦粥

烹饪方法: 煮 　 1人份

🍲 **原料**

水发莲子60克,榛子仁20克,水发燕麦80克

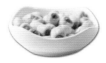 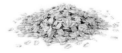

📝 **做法**

1.砂锅中注入适量清水烧开,倒入备好的莲子、榛子仁,放入洗净的燕麦。2.盖上盖,煮沸后用小火煮1小时至食材熟透。3.揭盖,搅拌均匀。4.关火后将煮好的粥盛出,装入碗中即可。

🧮 **能量计算** 总热量约608.4千卡/蛋白质26.3克 脂肪15.5克/糖类98.7克

板栗雪梨米汤

烹饪方法: 煮　2人份

⚪ 原 料

水发大米85克，雪梨110克，板栗肉20克

✎ 做 法

1. 洗好的板栗切开，再切成小块；洗净去皮的雪梨切开，去核，再切成小块。

2. 取榨汁机，选择干磨刀座组合，倒入板栗，选择"干磨"功能，磨成粉末，待用。

3. 倒入洗好的大米，选择"干磨"功能，将大米打碎，倒出，待用。

4. 取榨汁机，倒入雪梨、温开水；选择"榨汁"功能，榨汁，倒出榨好的雪梨汁，滤入碗中。

5. 砂锅中注水烧开，倒入米碎；烧开后用小火煮约30分钟，倒入雪梨汁，搅匀，略煮片刻。

6. 放入板栗碎，搅匀，续煮约10分钟至熟透，搅匀，将煮好的粥盛出，装碗即可。

烹饪时间 Times 41分钟

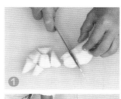
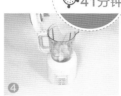
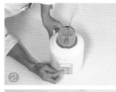
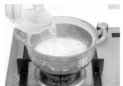
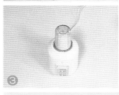
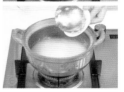

 能量计算 总热量约411.4千卡/蛋白质8.1克　脂肪0.9克/糖类96.9克

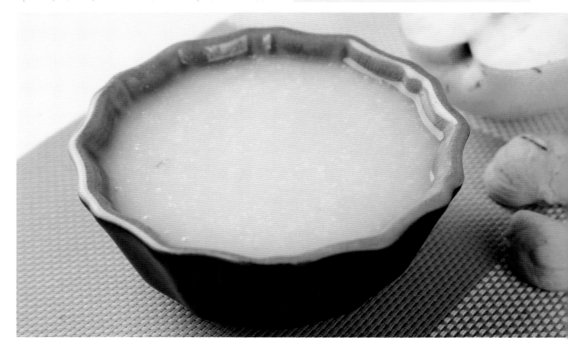

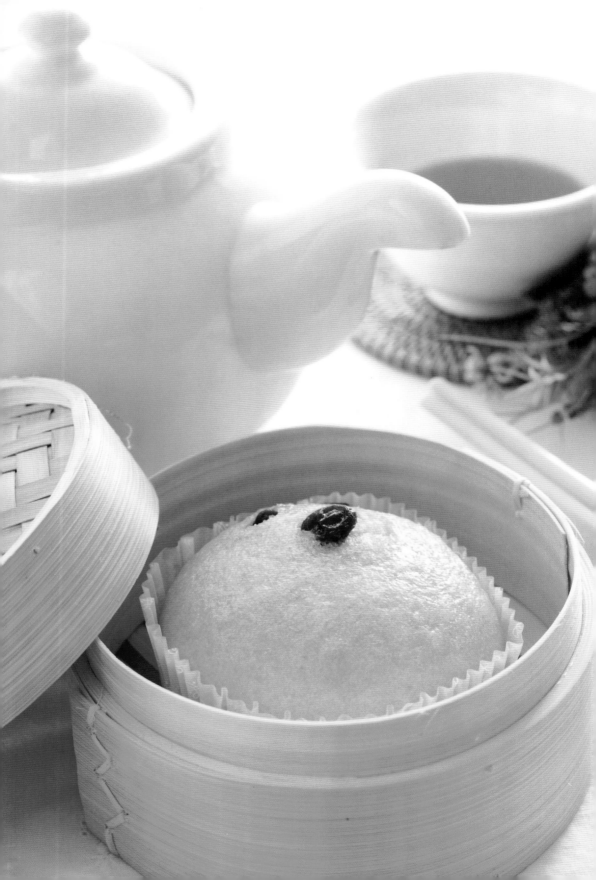

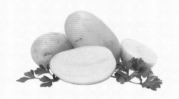

巧搭三餐，
控制热量不发愁

Part 3

有不少患者在认识到糖尿病对健康的危害后，为了防止血糖升高，而出现"望吃生畏"的情况。其实这种心态是非常不正确的，虽然糖尿病目前尚无痊愈的方法，但只要吃对食物、合理调养，照样可以控制血糖，不必过于担心"吃"对病情的影响。本章旨在为大家详细介绍每天应该吃多少，摄入多少热量合理，以及早餐、午餐、晚餐三餐应如何吃。让您在控制血糖的前提下，还能吃得随心所欲，轻松、快乐、健康地生活！

1200～1300千卡一周带量食谱

周一	早餐	馄饨（瘦肉50克、面粉50克），苦瓜牛奶汁（苦瓜100克、牛奶150毫升），苹果1个
	午餐	米饭（大米50克），枸杞芹菜炒香菇（芹菜50克、鲜香菇50克、枸杞20克），青椒炒肉（青椒100克、瘦肉50克）
	晚餐	菜卷（面粉50克、葱花10克），排骨黄金面（排骨段80克、胡萝卜75克、上海青75克、面条30克），鸡丝西蓝花（鸡肉30克、西蓝花50克）
周二	早餐	全麦面包（大麦粉50克），冬菇拌扁豆（香菇50克、扁豆50克），鸡蛋1个
	午餐	二米饭（大米25克、小米25克），丝瓜烧豆腐（豆腐100克、丝瓜100克），芹菜炒肉（芹菜100克、瘦肉50克）
	晚餐	鱼肉麦片（燕麦片50克、草鱼肉50克），青椒鸡丝（青椒100克、鸡肉50克），冬瓜排骨汤（冬瓜100克、排骨50克）
周三	早餐	白菜肉卷（白菜叶50克、鸡蛋1个、瘦肉30克），凉拌黑木耳（黑木耳50克）
	午餐	荞麦饭（荞麦20克、大米30克），茼蒿炒豆干（茼蒿50克、豆干50克、彩椒50克），肉片炒莴笋（瘦肉50克、莴笋100克）
	下午加餐	苹果50克
	晚餐	馒头（面粉50克），黑豆玉米须瘦肉汤（黑豆20克、瘦肉20克、玉米须3克），丝瓜炒西红柿（丝瓜50克、西红柿50克）
	睡前加餐	牛奶100毫升

周四	早餐	馒头（面粉50克），黄瓜拌豆皮（黄瓜50克、豆皮50克、红椒50克）
	午餐	大米饭（大米50克），葱油鲫鱼（鲫鱼80克、红椒50克、葱条30克），彩椒冬笋（彩椒50克、冬笋50克）
	晚餐	烧饼（面粉50克），芹菜炒黄豆（黄豆25克、芹菜50克、胡萝卜50克），肉炒韭菜（瘦肉50克、韭菜100克）
	睡前加餐	猕猴桃60克
周五	早餐	葱花饼（面粉50克、葱10克），玉米豆浆（玉米10克、黄豆20克）
	午餐	大米饭（大米50克），荷兰豆炒胡萝卜（荷兰豆50克、胡萝卜50克、黄豆芽50克），虾皮紫菜汤（虾皮60克、紫菜50克）
	晚餐	面条（面粉50克），马齿苋炒鸡蛋（马齿苋100克、鸡蛋1个），腊香肠拌黄瓜（腊香肠50克、黄瓜100克）
	睡前加餐	草莓50克
周六	早餐	全麦面包（大麦粉30克），燕麦南瓜泥（燕麦20克、南瓜50克）
	午餐	烙饼（面粉50克），炝炒红菜薹（红菜薹150克），清蒸鲤鱼（鲤鱼80克）
	晚餐	大米饭（大米50克），彩椒玉米炒鸡蛋（鸡蛋1个、玉米20克、彩椒100克），蒜薹炒肉（蒜薹100克、瘦肉50克）
	睡前加餐	苹果50克
周日	早餐	紫米豆浆（紫米10克、黄豆10克），三丝面饼（西葫芦25克、鸡蛋1个、胡萝卜25克、香菇25克、面粉30克）
	午餐	大米饭（大米50克），黄瓜炒瘦肉丝（黄瓜50克、瘦肉50克、彩椒50克），蒜蓉空心菜（空心菜100克）
	晚餐	荞麦饭（荞麦20克、大米30克），素炒海带结（海带结50克、香干50克、洋葱50克、彩椒50克），白萝卜炒肉（白萝卜50克、瘦肉50克）
	睡前加餐	桃子50克

苦瓜牛奶汁

烹饪方法: 榨汁　　🧑 2人份

烹饪时间 Times 5分钟

🥬 原 料

苦瓜120克, 牛奶200毫升

✒ 做 法

1.锅中注入适量清水, 用大火烧开, 撒上少许食粉, 倒入洗净的苦瓜, 搅拌匀, 煮约半分钟; 将余煮好的苦瓜捞出, 沥干水分, 待用。2.将放凉后的苦瓜切条形, 再切丁。3.取榨汁机, 选择搅拌刀座组合, 倒入苦瓜丁, 注入少许矿泉水, 盖上盖。4.选择"榨汁"功能, 榨出苦瓜汁; 揭开盖, 倒入备好的牛奶, 盖好盖。5.再次选择"榨汁"功能, 搅拌一会儿, 使牛奶与苦瓜汁混合均匀, 揭盖, 装碗即成。

能量计算 总热量约130.8千卡/蛋白质7.2克 脂肪6.5克/糖类12.7克

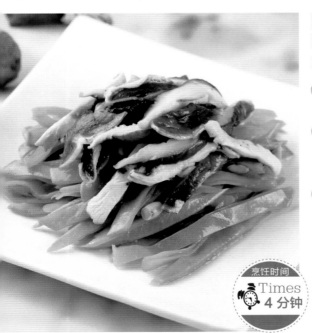

冬菇拌扁豆

烹饪方法: 拌　　🧑 1人份

🥬 原 料

鲜香菇60克, 扁豆100克

🍶 调 料

盐4克, 鸡粉4克, 芝麻油4毫升, 白醋、食用油各适量

✒ 做 法

1.开水锅中, 加少许盐、食用油, 放入洗净的扁豆, 略煮片刻后捞出。2.香菇倒入沸水锅中, 搅匀, 煮半分钟, 捞出, 沥干。3.把放凉的香菇、扁豆切长条; 香菇装入碗中, 加适量盐、鸡粉、芝麻油, 拌匀。4.将扁豆装入碗中, 加入适量盐、鸡粉、白醋、芝麻油, 拌匀; 将拌好的扁豆装入盘中, 再放上香菇即可。

烹饪时间 Times 4分钟

能量计算 总热量约48.4千卡/蛋白质4克 脂肪0.4克/糖类11.3克

白菜肉卷

烹饪方法：蒸　👥 2人份

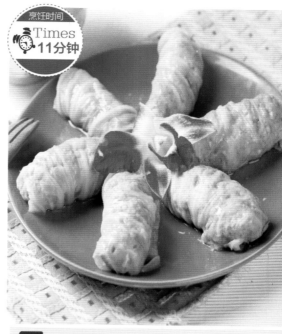

烹饪时间
Times
11分钟

⊘ 原 料

白菜叶75克，鸡蛋1个，肉末85克

🍶 调 料

盐1克，鸡粉2克，生抽2毫升，芝麻油、面粉各适量

📋 做 法

1.鸡蛋打入碗中，打散调匀，制成蛋液。2.开水锅中，放入洗净的白菜叶，煮至菜叶变软，捞出，备用。3.取一个大碗，放入肉末，加调料、蛋液、面粉、少许芝麻油，搅拌，制成馅料。4.白菜叶置于砧板上，放入馅料，将白菜叶卷起，包成白菜卷生坯，放入烧热的蒸锅中。5.中火蒸约10分钟后取出，待稍微放凉后即可食用。

能量计算 总热量约206.3千卡/蛋白质25克
脂肪9.7克/糖类5.1克

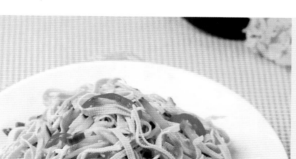

烹饪时间
Times
4分钟

黄瓜拌豆皮

烹饪方法：拌　👥 2人份

⊘ 原 料

黄瓜120克，豆皮150克，红椒25克，蒜末、葱花各少许

🍶 调 料

盐3克，鸡粉2克，生抽4毫升，陈醋6毫升，芝麻油、食用油各适量

📋 做 法

1.黄瓜、豆皮切细丝，红椒切成丝。2.锅中注水烧开，放入食用油、盐；倒入豆皮、红椒丝，煮至食材熟透后捞出。3.将焯好的食材放在碗中，再倒入黄瓜丝，放入蒜末、葱花，加入少许盐、生抽、鸡粉、陈醋、芝麻油，拌约1分钟，至食材入味。4.取一个干净的盘子，放入拌好的食材，摆好即成。

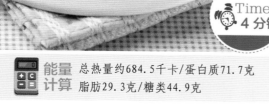

能量计算 总热量约684.5千卡/蛋白质71.7克
脂肪29.3克/糖类44.9克

燕麦南瓜泥

烹饪方法：蒸　👥 2人份

烹饪时间 Times 13分钟

原料

南瓜250克，燕麦55克

调料

盐少许

做法

1.南瓜切片；燕麦装入碗中，加入少许清水浸泡一会儿。2.蒸锅置于旺火上烧开，放入南瓜、燕麦，中火蒸5分钟至燕麦熟透，取出。3.继续蒸5分钟至南瓜熟软，取出蒸熟的南瓜。4.取一个干净的玻璃碗，将南瓜倒入其中，加入少许盐，搅匀；倒入燕麦，快速搅拌至成泥状，盛入碗中即可。

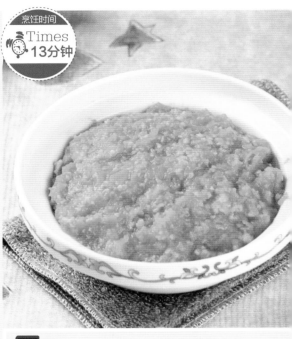

能量计算 总热量约256.9千卡/蛋白质10克
脂肪3.9克/糖类50克

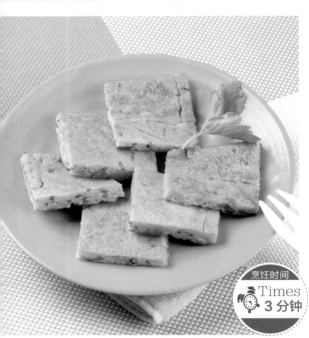

烹饪时间 Times 3分钟

三丝面饼

烹饪方法：煎　👥 2人份

原料

西葫芦65克，鸡蛋2个，胡萝卜40克，鲜香菇20克，面粉90克，葱花少许

调料

盐2克，食用油适量

做法

1.将食材洗净，香菇切成片，胡萝卜、西葫芦分别切成丝；鸡蛋打入碗中，搅散调匀。2.锅中注水烧开，放入胡萝卜、香菇，焯煮片刻后捞出。3.面粉装入碗中，加适量盐，倒入蛋液、葱花和焯过水的食材，拌匀，制成面糊。4.煎锅注油烧热，倒入面糊，摊成饼状，用小火煎至成型；盛出，切成小方块，装入盘中即可。

能量计算 总热量约480.1千卡/蛋白质24.3克
脂肪10.4克/糖类75克

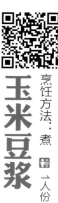

烹饪方法：煮

☷ 一人份

玉米豆浆

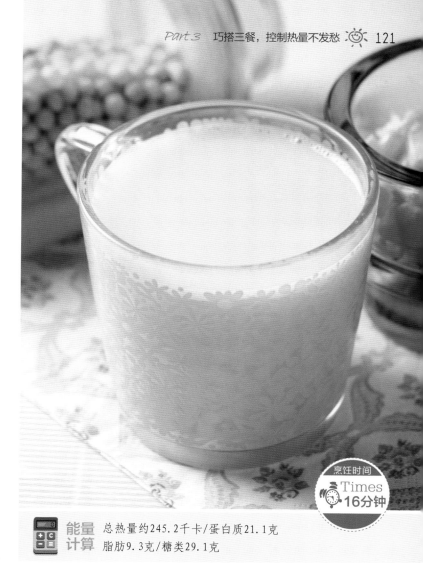

烹饪时间
Times
16分钟

能量计算 总热量约245.2千卡/蛋白质21.1克
脂肪9.3克/糖类29.1克

◯ 原 料

玉米粒45克，水发黄豆55克

◯ 做 法

1. 将已浸泡8小时的黄豆倒入碗中，注入适量清水，洗净，沥干备用。
2. 沥干的黄豆倒入豆浆机中，加入洗净的玉米粒，注水至水位线。
3. 选择"五谷"程序，再选择"开始"键，开始打浆；待豆浆机运转约15分钟，即成豆浆。
4. 把煮好的豆浆倒入滤网中，滤取豆浆；将豆浆倒入杯中，用汤匙撇去浮沫即可。

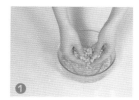 ❶ 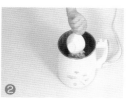 ❷ 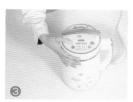 ❸ 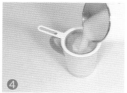 ❹

荷兰豆炒胡萝卜

烹饪时间 Times 5 分钟

烹饪方法：炒　2人份

原料

荷兰豆100克，胡萝卜120克，黄豆芽80克，蒜末、葱段各少许

调料

盐3克，鸡粉2克，料酒10毫升，水淀粉、食用油各适量

做法

1.洗净去皮的胡萝卜切成片，倒入热水锅中，加少许盐、食用油。2.先后放入洗净的黄豆芽、荷兰豆，煮至八成熟，捞出，沥干水分。3.用油起锅，放入蒜末、葱段，爆香；倒入焯过水的食材，再淋入少许料酒，快速翻炒匀。4.加少许鸡粉、盐、水淀粉，翻炒至食材熟透、入味；关火后盛出炒好的菜即可。

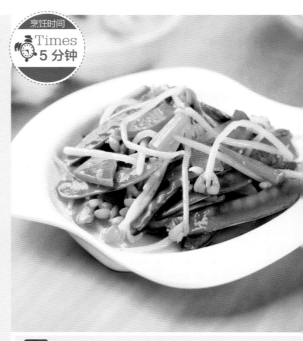

能量计算 总热量约96.6千卡/蛋白质7.8克
脂肪1.8克/糖类22.3克

炝炒红菜薹

烹饪方法：炒　2人份

原料

红菜薹270克，蒜末、干辣椒各少许

调料

盐2克，鸡粉2克，水淀粉适量，食用油适量

做法

1.清洗干净的红菜薹先切去根部，再切成长段，装入盘中，备用。2.用油起锅，倒入备好的蒜末、干辣椒，用大火爆香；倒入切好的红菜薹，快速炒匀，至红菜薹变软。3.注入少许清水，加入少许盐、鸡粉、水淀粉，炒匀调味。4.关火后盛出炒好的菜肴，装入盘中，即可食用。

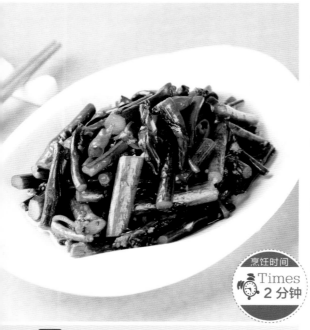

烹饪时间 Times 2 分钟

能量计算 总热量约110.7千卡/蛋白质7.8克
脂肪6.8克/糖类7.3克

葱油鲫鱼

烹饪方法: 煮　👥 2人份

烹饪时间
Times
5 分钟

🍳 **原 料**

鲫鱼300克，葱条20克，红椒8克，姜片、蒜末各少许

🥄 **调 料**

盐3克，鸡粉2克，生抽10毫升，生粉10克，老抽3毫升，水淀粉、食用油各适量

🍲 **做 法**

1. 葱条切段；葱叶切成葱花；红椒切丝。
2. 用油起锅，放入腌渍好的鲫鱼，炸至两面金黄后捞出。
3. 锅底留油，倒入葱段、葱花，炒软捞出。
4. 倒入姜片、蒜末，注入清水，加生抽、老抽、盐、鸡粉，翻炒匀。
5. 放入鲫鱼，用中火略煮片刻，至鱼入味，关火后盛出，备用。
6. 锅中汤汁加水淀粉勾芡，浇在鱼上，撒上红椒丝和葱花即可。

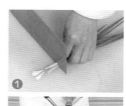
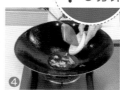
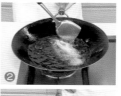
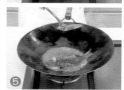
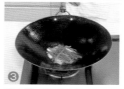
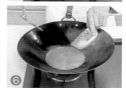

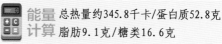

能量计算 总热量约345.8千卡/蛋白质52.8克
脂肪9.1克/糖类16.6克

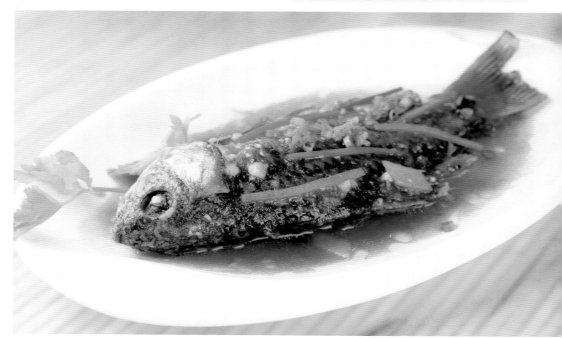

丝瓜烧豆腐

烹饪方法: 炒　　2人份

烹饪时间 Times 3分钟

原　料

豆腐200克,丝瓜130克,蒜末、葱花各少许

调　料

盐3克,鸡粉2克,老抽2毫升,生抽5毫升,水淀粉、食用油各适量

做　法

1.洗净的丝瓜、豆腐切成小块。2.锅中注水烧开,加盐,倒入豆腐块,煮约半分钟,捞出待用。3.用油起锅,放入蒜末,爆香;倒入丝瓜块,翻炒匀。4.注入适量清水,倒入豆腐块,加盐、鸡粉、生抽、老抽,续煮至食材熟透、入味;再倒入适量水淀粉,炒至汤汁收浓,盛出装盘,撒上葱花即成。

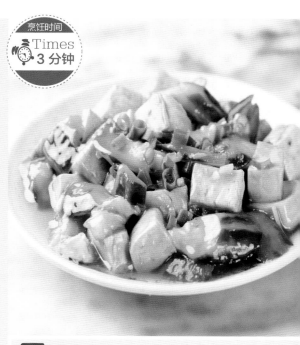

能量计算　总热量约188千卡/蛋白质17.5克　脂肪7.7克/糖类13.9克

茼蒿炒豆干

烹饪方法: 炒　　4人份

原　料

茼蒿200克,豆干180克,彩椒50克,蒜末少许

调　料

盐2克,料酒8毫升,水淀粉5毫升,生抽、食用油各适量

做　法

1.豆干、彩椒分别切条;茼蒿切段。2.热锅注油,烧至四成热,倒入豆干,滑油片刻,捞出,待用。3.锅底留油,放入蒜末,倒入切好的彩椒,翻炒均匀;放入茼蒿段,翻炒片刻;放入豆干,炒至茼蒿七成熟。4.加入适量盐、生抽,淋入料酒、水淀粉,炒匀调味;用锅铲翻炒均匀,装盘即可。

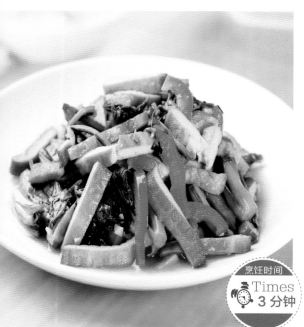

烹饪时间 Times 3分钟

能量计算　总热量约303.5千卡/蛋白质33.6克　脂肪7.2克/糖类31.7克

枸杞芹菜炒香菇

烹饪方法：炒 🏃 2人份

🍳 **原 料**

芹菜120克，鲜香菇100克，枸杞20克

🥄 **调 料**

盐2克，鸡粉2克，水淀粉、食用油各适量

能量计算 总热量约87.4千卡/蛋白质5.9克
脂肪0.7克/糖类22.7克

烹饪时间
Times
2分钟

🔪 **做 法**

1. 洗净的鲜香菇切成片；洗好的芹菜切成段，备用。
2. 用油起锅，倒入香菇，炒出香味。
3. 放入备好的芹菜，翻炒均匀；注入少许清水，炒至食材变软。
4. 撒上枸杞，炒匀；加入少许盐、鸡粉、水淀粉，炒匀调味；盛出炒好的菜肴即可。

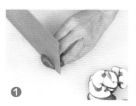
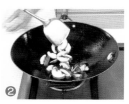
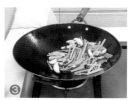
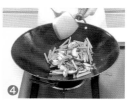

黄瓜肉丝

烹饪方法: 炒　　2人份

🕐 **原 料**

> 黄瓜120克，瘦肉80克，彩椒20克，
> 蒜末、葱末各少许

🥄 **调 料**

> 盐2克，鸡粉少许，生抽3毫升，料
> 酒4毫升，水淀粉、食用油各适量

🔪 **做 法**

1.洗净的黄瓜、瘦肉、彩椒分别切成丝。
2.切好的瘦肉丝装入碗中，加盐、鸡粉、
水淀粉，加食用油，腌渍10分钟至入味。
3.用油起锅，倒入瘦肉丝，炒匀；淋入料
酒、生抽，炒香。
4.加葱末、蒜末，快速翻炒几下。
5.再倒入黄瓜、彩椒，用中火翻炒一会
儿，至食材全部熟透。
6.转小火，加入适量盐、鸡粉，炒匀至入
味；关火后盛出炒好的菜肴即可。

烹饪时间　Times　14分钟

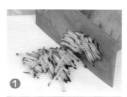
①

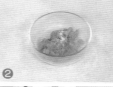
②

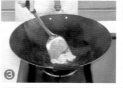
③

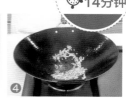
④

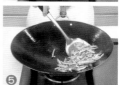
⑤

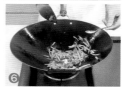
⑥

能量计算 总热量约136.2千卡/蛋白质17.5克
脂肪5.2克/糖类6克

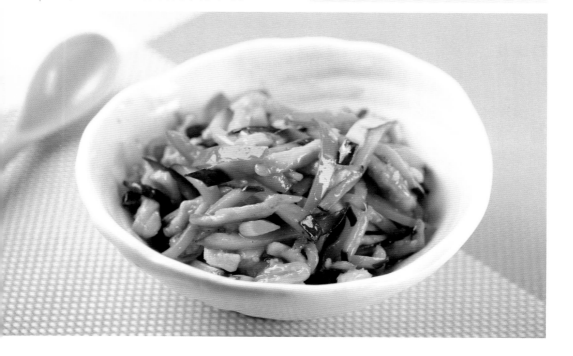

排骨黄金面

烹饪方法：煮　🍚 2人份

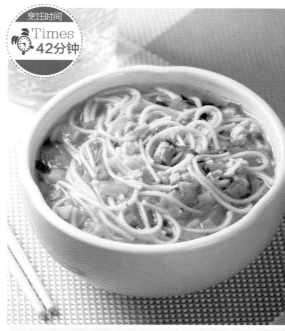

烹饪时间 Times 42分钟

🍳 **原 料**

面条130克，排骨段100克，胡萝卜35克，上海青45克

🧂 **调 料**

盐2克，鸡粉2克，料酒4毫升，食用油适量

🍴 **做 法**

1.砂锅中注水烧开，倒入排骨段，淋入料酒，搅匀；烧开后用中火煮约40分钟，放凉待用。2.胡萝卜切成粒，上海青切碎；猪骨取肉，剁成末，备用。3.砂锅中留猪骨汤烧开，放入面条、肉末、胡萝卜、上海青，续煮至食材熟软。4.加少许盐、鸡粉、食用油，拌煮片刻，至食材入味；把煮好的面条装入碗中即可。

能量计算 总热量约670.5千卡/蛋白质28.7克
脂肪24.3克/糖类85.9克

鱼肉麦片

烹饪方法：煮　🍚 1人份

🍳 **原 料**

燕麦片80克，草鱼肉100克

🧂 **调 料**

盐少许

🍴 **做 法**

1.蒸锅上火烧开，放入备好的草鱼肉，盖上盖，中火蒸约8分钟至熟。2.揭开盖子，取出蒸好的草鱼肉，去除鱼皮、鱼刺，将鱼肉压碎，备用。3.砂锅中注入适量清水烧开，倒入备好的燕麦片，搅拌均匀。4.盖上锅盖，烧开后转小火煮约30分钟至其熟软；揭开盖，倒入备好的鱼肉末，搅拌均匀。5.加入少许盐调味，盛出煮好的食材，装入备好的碗中即可。

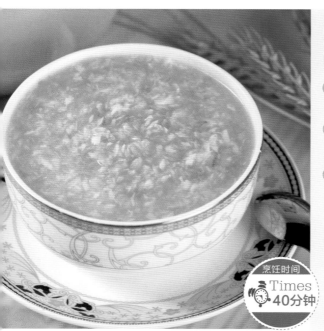

烹饪时间 Times 40分钟

能量计算 总热量约406.6千卡/蛋白质28.6克
脂肪10.6克/糖类53.5克

芹菜炒黄豆

烹饪方法: 炒　2人份

烹饪时间 Times 2分钟

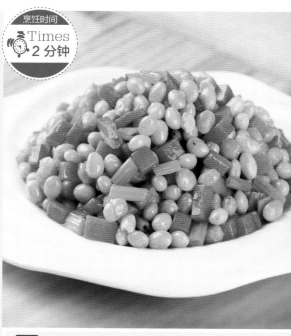

原 料

熟黄豆220克,芹菜梗80克,胡萝卜30克

调 料

盐3克,食用油适量

做 法

1.芹菜梗切成小段，洗净去皮的胡萝卜切成丁。2.锅中注水烧开，加入少许盐，倒入胡萝卜丁，搅拌几下，煮至断生后捞出，待用。3.用油起锅，倒入切好的芹菜，翻炒匀，至芹菜变软。4.再倒入焯过水的胡萝卜丁、熟黄豆，快速翻炒一会儿；加入适量盐，炒匀调味，盛出装盘。

能量计算 总热量约816.9千卡/蛋白质78.3克
脂肪39.4克/糖类81.5克

马齿苋炒鸡蛋

烹饪方法: 炒　1人份

原 料

马齿苋100克，鸡蛋2个，葱花少许

调 料

盐2克，水淀粉5毫升，食用油适量

做 法

1.洗净的马齿苋切成段，备用。2.鸡蛋打入碗中，放入葱花，加入少许盐，用筷子打散、调匀；倒入适量水淀粉，用筷子搅匀，备用。3.锅中注入适量食用油烧热，倒入切好的马齿苋，炒至熟软；再倒入备好的蛋液，翻炒至熟。4.关火后盛出炒好的食材，装入盘中，即可。

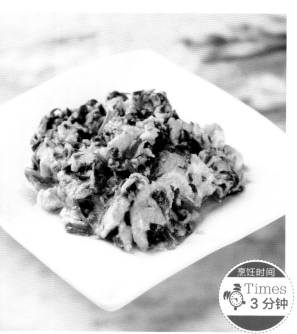

烹饪时间 Times 3分钟

能量计算 总热量约171千卡/蛋白质15.6克
脂肪9.3克/糖类6.7克

黑豆玉米须瘦肉汤

烹饪方法: 煮　👤 1人份

🥬 原 料

水发黑豆100克，瘦肉80克，玉米须8克，姜片、葱花各少许

🧂 调 料

盐、鸡粉各少许，料酒4毫升

🥄 做 法

1.将洗净的瘦肉切片，再切条形。
2.锅中注入适量清水烧开，倒入瘦肉条，淋入少许料酒，拌匀，汆去血水；捞出汆煮好的瘦肉，沥干水分，待用。
3.砂锅中注水烧热，倒入汆过水的瘦肉。
4.放入洗净的黑豆，倒入备好的玉米须；撒上姜片，淋入少许料酒，搅拌匀。
5.烧开后小火煮约40分钟，至食材熟透。
6.揭盖，加入少许盐、鸡粉，拌匀调味；关火后盛出，装入碗中，撒上葱花即成。

烹饪时间
Times
42分钟

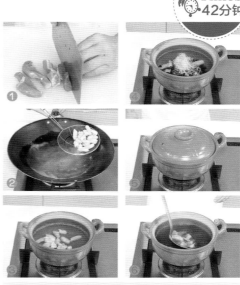

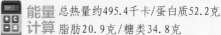

能量计算　总热量约495.4千卡/蛋白质52.2克
脂肪20.9克/糖类34.8克

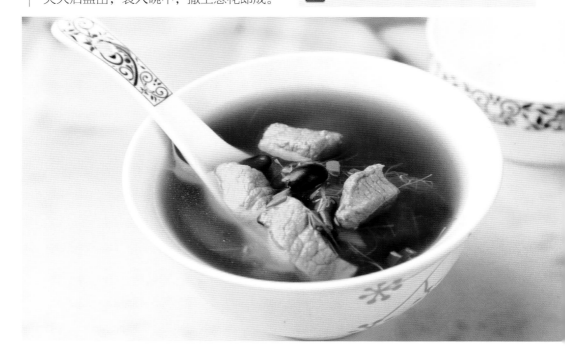

彩椒玉米炒鸡蛋

烹饪方法: 炒 　 1人份

烹饪时间
Times
3分钟

🍳 **原 料**

鸡蛋2个，玉米粒85克，彩椒10克

🥣 **调 料**

盐3克，鸡粉2克，食用油适量

🔪 **做 法**

1. 洗净的彩椒切开，去籽，先切成条，再切成丁。

2. 鸡蛋打入碗中，加入少许盐、鸡粉，搅匀，制成蛋液，备用。

3. 锅中注水烧开，倒入玉米粒、彩椒。

4. 加入适量盐，煮至断生，将焯煮好的食材捞出，沥干水分，待用。

5. 用油起锅，倒入蛋液，翻炒均匀。

6. 倒入焯过水的食材，快速炒匀；关火后盛出炒好的菜肴，撒上葱花即可。

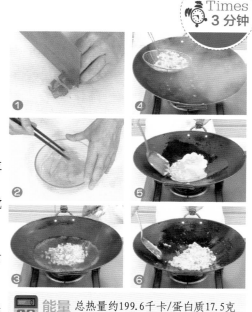

能量 总热量约199.6千卡/蛋白质17.5克
计算 脂肪10.9克/糖类11.1克

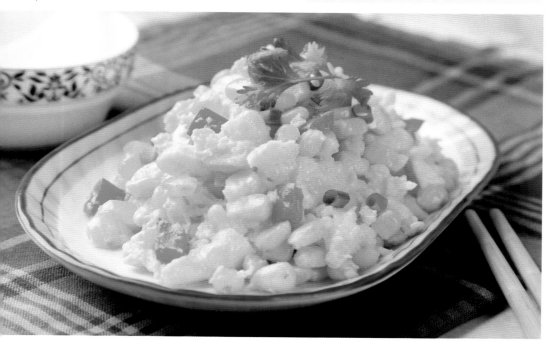

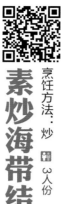

烹饪方法：炒　3人份

素炒海带结

 原 料

海带结300克，香干80克，洋葱60克，彩椒40克，葱段少许

调 料

盐2克，鸡粉2克，水淀粉4毫升，生抽、食用油各适量

能量计算　总热量约179千卡/蛋白质17.7克
脂肪3.4克/糖类23.5克

烹饪时间
Times
3分钟

做 法

1.香干、彩椒切成条，去皮洋葱切成条。

2.锅中注水烧开，倒入食用油、海带结，煮2分钟，捞出，备用。

3.用油起锅，倒入香干、洋葱、彩椒，炒匀；放入焯过水的海带结，快速翻炒匀；加生抽、盐、鸡粉，炒匀调味。

4.倒入适量水淀粉，快速翻炒均匀；关火后盛出炒好的食材，装入盘中即可。

 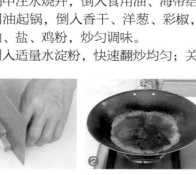 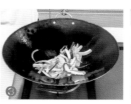 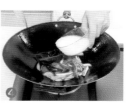

1400～1500千卡一周带量食谱

周一	早餐	豆浆400毫升，番茄饭卷（米饭100克、黄瓜皮50克、奶酪10克、西红柿50克、鸡蛋1个）
	午餐	米饭（大米75克），山药鸡汤（山药100克、鸡肉50克），炝炒生菜（生菜100克）
	下午加餐	苹果1个
	晚餐	绿豆饭（绿豆25克、大米50克），香菇烧黄豆（香菇100克、黄豆20克），大白菜老鸭汤（白菜段100克、鸭肉块60克）
周二	早餐	菜卷（面粉50克、葱花5克），胡萝卜泥（胡萝卜100克）
	午餐	米饭（大米75克），彩椒木耳山药（彩椒50克、木耳50克、山药30克），南瓜清炖牛肉（牛肉块60克、南瓜块70克）
	晚餐	荞麦面（荞麦25克、面粉50克），鸡肉包菜汤（鸡肉50克、包菜100克），芥蓝炒冬瓜（芥蓝25克、冬瓜25克、胡萝卜25克、水发木耳25克）
周三	早餐	全麦面包（大麦粉40克），凉拌海带丝（海带50克），芦笋绿豆浆（芦笋50克、绿豆10克）
	午餐	芥菜鸡肉炒饭（芥菜50克、鸡肉50克、大米75克），手撕包菜（包菜100克），彩椒玉米（玉米粒20克、彩椒50克、青椒50克）
	下午加餐	西红柿60克
	晚餐	烧饼（面粉75克），西红柿鲫鱼汤（西红柿100克、鲫鱼50克），山药炖苦瓜（山药50克、苦瓜75克）
	睡前加餐	草莓50克

周四	早餐	烧饼（面粉50克），刀拍黄瓜（黄瓜60克），金针菇冬瓜汤（金针菇50克、冬瓜50克）
	午餐	扬州炒饭（玉米20克、胡萝卜20克、大米75克），大碗花菜（花菜100克），银耳炒肉丝（银耳50克、猪瘦肉50克、红椒50克）
	下午加餐	全麦面包片50克
	晚餐	白菜猪肉饺（猪瘦肉25克、白菜50克、面粉75克），紫菜蛋汤（紫菜100克、鸡蛋50克），青菜蒸豆腐（豆腐100克、上海青50克、熟鸡蛋1个）
	睡前加餐	西红柿50克
周五	早餐	蔬菜煎饼（洋葱50克、包菜50克、面粉50克），紫甘蓝拌茭白（紫甘蓝25克、茭白25克、彩椒25克）
	午餐	米饭（大米75克），花生拌菠菜（花生15克、菠菜100克），肉末干煸四季豆（四季豆100克、肉末50克）
	下午加餐	草莓50克
	晚餐	豆腐香菇粥（豆腐100克、香菇50克），卤海带（海带100克），番茄蛋汤（西红柿100克、蛋液60克）
	睡前加餐	牛奶100毫升
周六	早餐	拌菠菜（菠菜50克），黑豆豆浆（黑豆10克、黄豆20克），西红柿鸡丝切面（切面50克、西红柿25克、小白菜25克、鸡胸肉50克）
	午餐	葱花卷（葱10克、面粉75克），口蘑炒肉（口蘑100克、瘦肉50克），茭白炒鸡蛋（茭白100克、鸡蛋1个）
	下午加餐	西红柿50克
	晚餐	燕麦饭（燕麦25克、大米50克），洋葱炒鸡丁（洋葱100克、鸡丁50克），胡萝卜炒木耳（胡萝卜75克、水发木耳50克）
	睡前加餐	豆浆150毫升
周日	早餐	紫菜汤（紫菜50克），三色饭团（菠菜50克、胡萝卜50克、冷米饭50克、熟蛋黄1个）
	午餐	米饭（大米75克），蒜蓉拌荷兰豆（荷兰豆100克），冬瓜皮瘦肉汤（猪瘦肉50克、冬瓜皮100克、枸杞20克）
	晚餐	奶香玉米饼（牛奶150毫升、玉米20克、面粉70克），香菜鱼片汤（香菜50克、草鱼80克），黄瓜蒜片（黄瓜75克、红椒75克、大蒜10克）
	睡前加餐	牛奶50毫升

番茄饭卷

烹饪方法: 煎　　2人份

🥬 原 料

米饭120克, 黄瓜皮25克, 奶酪30克, 西红柿65克, 鸡蛋1个, 葱花少许

🧂 调 料

盐3克, 番茄酱、食用油各少许

✅ 做 法

1.洗净的西红柿切小丁块, 黄瓜皮切细条, 奶酪切小块; 鸡蛋打散、搅匀, 加盐, 调成蛋液。2.用油起锅, 倒西红柿, 炒匀; 放奶酪, 炒至溶化; 加入清水、盐、番茄酱, 炒香。3.倒入备好的米饭, 撒上葱花, 炒至入味; 盛出炒好的食材, 即成馅料。4.油起锅, 倒入蛋液, 煎成蛋皮; 蛋皮中放馅料、加入黄瓜条, 制成蛋卷, 切成小段即可。

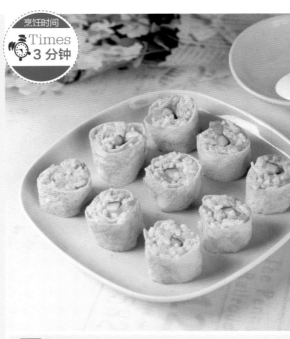

🧮 能量计算　总热量约322.0千卡/蛋白质18.1克
脂肪11.9克/糖类36.1克

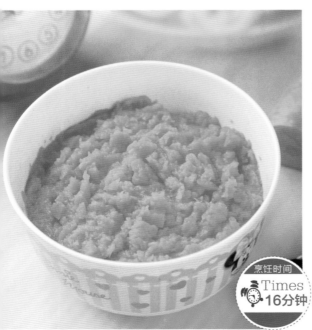

胡萝卜泥

烹饪方法: 蒸　　1人份

🥬 原 料

胡萝卜130克

✅ 做 法

1.将去皮洗净的胡萝卜切段, 再对半切开, 改切成片, 装在蒸盘中, 待用。2.蒸锅上火烧开, 放入蒸盘。3.再盖上锅盖, 用中火蒸约15分钟至食材熟软, 关火后揭下锅盖。4.取出蒸好的胡萝卜, 待用。5.取榨汁机, 选择搅拌刀座组合, 放入蒸熟的胡萝卜, 盖上盖子。6.通电后选择"搅拌"功能。7.搅拌一会, 制成胡萝卜泥。8.断电后盛出搅拌好的食材, 放在碗中即成。

🧮 能量计算　总热量约48.1千卡/蛋白质1.3克
脂肪0.3克/糖类11.4克

金针菇冬瓜汤

烹饪方法: 煮　👤 2人份

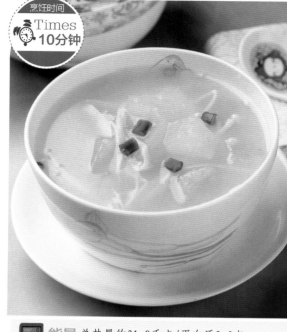

烹饪时间
Times
10分钟

🍄 原 料

金针菇80克，冬瓜块100克，姜片、葱花各少许

🥄 调 料

盐3克，鸡粉3克，胡椒粉2克，食用油适量

🍴 做 法

1.锅中注水烧开，淋入适量食用油，加少许盐、鸡粉，拌匀调味。2.放入洗净的冬瓜块、姜片，搅拌均匀。3.盖上盖，煮约2分钟至七成熟；揭盖，放入洗净的金针菇，搅拌均匀。4.盖上锅盖，煮约7分钟至熟。5.打开锅盖，加入少许胡椒粉，拌煮片刻至食材入味。6.关火后盛出煮好的汤料，撒上葱花即可。

能量计算 总热量约31.8千卡/蛋白质2.3克
脂肪0.5克/糖类7.4克

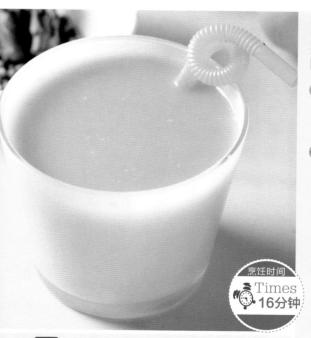

烹饪时间
Times
16分钟

能量计算 总热量约146千卡/蛋白质10克
脂肪0.4克/糖类28.9克

芦笋绿豆浆

烹饪方法: 煮　👤 1人份

🍄 原 料

芦笋20克，水发绿豆45克

🍴 做 法

1.洗净的芦笋切小段，备用。2.将已浸泡6小时的绿豆倒入碗中。3.加入适量清水，用手搓洗干净。4.将洗好的绿豆倒入滤网，沥干水分。5.取豆浆机，放入绿豆、切好的芦笋。6.盖上豆浆机机头，选择"五谷"程序，选择"开始"键，开始打浆。7.待豆浆机运转约15分钟，即成豆浆；把煮好的豆浆装入杯中，待稍微放凉后即可饮用。

西红柿鸡丝切面

烹饪方法: 煮　🍴 4人份

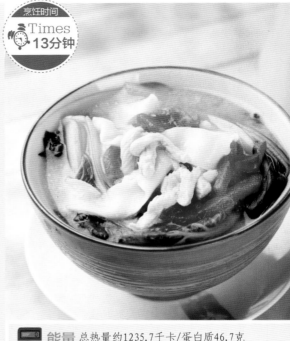

烹饪时间
Times
13分钟

🍳 原 料
切面400克, 西红柿1个, 小白菜25克, 鸡胸肉65克

🍶 调 料
盐2克, 鸡粉2克, 水淀粉适量

✏️ 做 法
1.将洗净的西红柿切成片; 小白菜头尾修整齐。2.把洗净的鸡胸肉切成细丝, 放入碗中, 加入适量盐、水淀粉、拌匀, 腌渍10分钟。3.锅中注水烧开, 放入切面, 拌匀; 下入小白菜、西红柿、鸡肉丝, 拌匀。4.加入适量盐、鸡粉, 拌匀, 用中火煮至熟; 关火后盛出煮好的面条即可。

能量计算 总热量约1235.7千卡/蛋白质46.7克
脂肪6.5克/糖类251.9克

三色饭团

烹饪方法: 拌　🍴 2人份

🍳 原 料
菠菜45克, 胡萝卜35克, 冷米饭90克, 熟蛋黄25克

✏️ 做 法
1.熟蛋黄切碎, 碾成末。2.洗净的胡萝卜切薄片, 再切细丝, 改切成粒。3.锅中注入适量清水烧开, 倒入洗净的菠菜, 拌匀, 煮至变软; 捞出菠菜, 沥干水分, 放凉待用。4.沸水锅中放入胡萝卜, 焯煮一会儿, 捞出胡萝卜, 沥干水分, 待用。5.放凉的菠菜切开, 待用; 取一大碗, 倒入米饭、菠菜、胡萝卜, 放入蛋黄, 和匀至其有黏性。6.将拌好的米饭制成几个大小均匀的饭团, 放入盘中, 摆好即可。

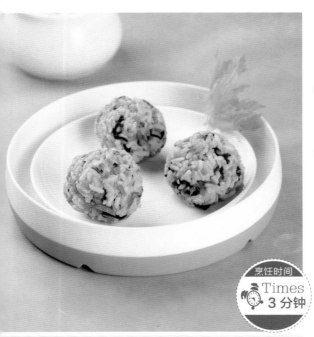

烹饪时间
Times
3分钟

能量计算 总热量约210.2千卡/蛋白质7.7克
脂肪7.5克/糖类29.3克

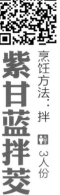

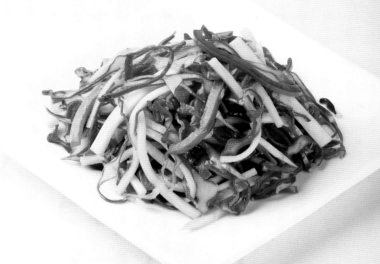

烹饪方法：拌

3人份

紫甘蓝拌茭白

🍃 **原 料**

紫甘蓝150克，茭白200克，彩椒50克，蒜末少许

🥄 **调 料**

盐2克，鸡粉2克，陈醋4毫升，芝麻油3毫升，食用油适量

烹饪时间
Times
3分钟

 **能量
计算**　总热量约84千卡/蛋白质4.9克
脂肪0.8克/糖类24.3克

✍ **做 法**

1.将洗净的茭白、彩椒、紫甘蓝分别切成丝。

2.锅中注入适量清水烧开，加适量食用油，先后倒入茭白、紫甘蓝、彩椒，煮至断生，捞出，沥干水分。

3.将焯过水的食材装入碗中，放入蒜末。

4.加入适量生抽、盐、鸡粉、陈醋、芝麻油，拌匀；将拌好的食材盛入盘中即可。

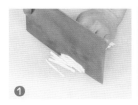
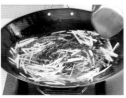
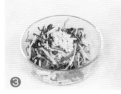
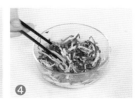

❶　❷　❸　❹

肉末干煸四季豆

烹饪方法：炒　　2人份

烹饪时间 Times 3分钟

原料

四季豆170克，肉末80克

调料

盐2克，鸡粉2克，料酒5毫升，生抽、食用油各适量

做法

1. 将洗净的四季豆切成长段，装入碗中，备用。
2. 热锅注油，烧至六成热，放入四季豆，拌匀，用小火炸2分钟，捞出，沥干油。
3. 锅底留油烧热，倒入肉末，炒匀。
4. 加入适量料酒，炒香；倒入少许生抽，炒匀。
5. 放入炸好的四季豆，炒匀。
6. 加少许盐、鸡粉，炒匀调味；关火后盛出炒好的菜肴，装入盘中即可。

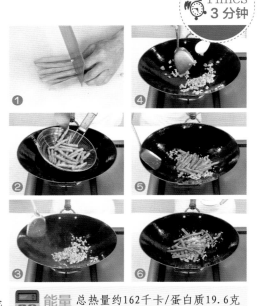

能量计算 总热量约162千卡／蛋白质19.6克
脂肪5.6克／糖类10.9克

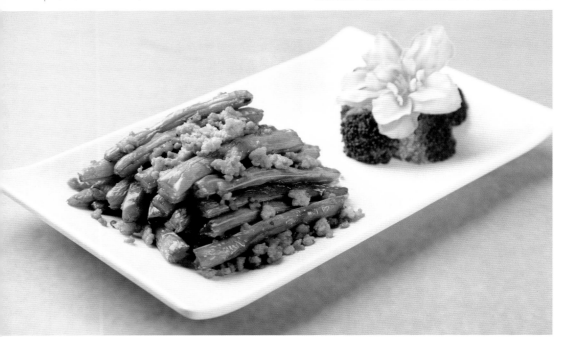

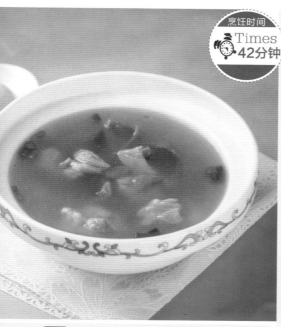

烹饪时间
Times
42分钟

冬瓜皮瘦肉汤

烹饪方法: 煮　　2人份

原 料

猪瘦肉200克，冬瓜皮30克，枸杞8克，葱花少许

调 料

盐、鸡粉各少许

做 法

1.将洗净的猪瘦肉切成丁，倒入开水锅中，余去血渍，捞出，沥干水分。2.砂锅中注水烧开，放入洗净的冬瓜皮、枸杞和焯过水的瘦肉丁，拌匀。3.盖上盖，煮沸后转小火煲煮至食材熟透；揭盖，加少许盐、鸡粉调味，搅匀。4.转中火，略煮片刻，至汤汁入味；关火，盛出煮好的冬瓜皮瘦肉汤，撒上葱花即成。

能量
计算　总热量约309.9千卡/蛋白质41.8克
脂肪12.6克/糖类8.9克

茭白炒鸡蛋

烹饪方法: 炒　　2人份

原 料

茭白200克，鸡蛋3个，葱花少许

调 料

盐3克，鸡粉3克，水淀粉5毫升，食用油适量

做 法

1.洗净去皮的茭白切片，鸡蛋打入碗中，放少许盐、鸡粉，打散。2.锅中注水烧开，加入少许盐、食用油，倒入茭白，煮至断生后捞出。3.炒锅注油烧热，倒入蛋液，炒熟，盛入碗中。4.锅底留油，倒入茭白，翻炒片刻，放盐、鸡粉，调味；倒入炒好的鸡蛋，略炒几下。5.加葱花、水淀粉，翻炒匀；关火后盛出炒好的食材即可。

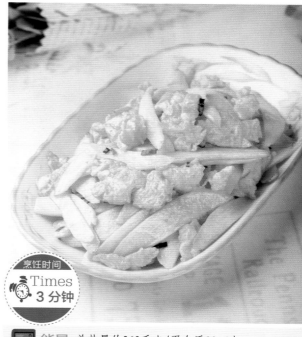

烹饪时间
Times
3分钟

能量
计算　总热量约262千卡/蛋白质22.4克
脂肪13.6克/糖类16克

彩椒玉米

烹饪方法: 炒   2人份

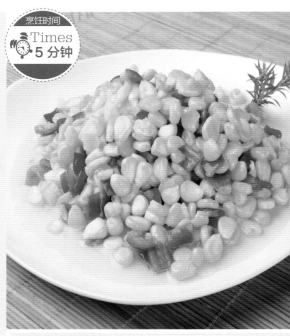

烹饪时间
Times
5 分钟

🍄 原 料

鲜玉米粒100克，彩椒50克，青椒20克，姜片、蒜末、葱白各少许

🍶 调 料

盐3克，水淀粉10毫升，味精3克，鸡粉、食用油、芝麻油各适量

🍴 做 法

1.彩椒、青椒去籽，切成丁，备用；锅中加约800毫升清水烧开，加盐、食用油拌匀。2.倒入玉米粒、彩椒和青椒，煮沸后捞出；用油起锅，倒入姜片、蒜末、葱白，爆香。3.倒入彩椒、青椒和玉米炒匀，加盐、鸡粉、味精炒至入味。4.用水淀粉勾芡，炒匀；关火后盛出即可。

能量计算 总热量约120.1千卡/蛋白质4.9克
脂肪1.4克/糖类27.2克

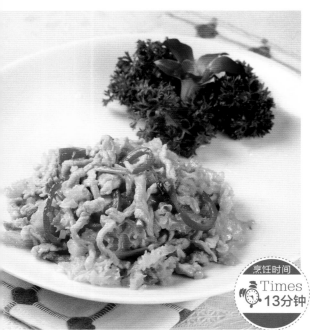

银耳炒肉丝

烹饪方法: 炒   3人份

🍄 原 料

水发银耳200克，猪瘦肉200克，红椒30克，姜片、蒜末、葱段各少许

🍶 调 料

料酒4毫升，生抽3毫升，盐、鸡粉、水淀粉、食用油适量

🍴 做 法

1.银耳切小块，红椒去籽，切丝；瘦肉切丝，加盐、鸡粉、水淀粉、食用油，腌渍入味。2.锅中水烧开，加食用油、盐；倒入银耳，煮至沸腾，捞出。3.油起锅，放姜片、蒜末；倒肉丝、料酒，炒至变色。4.倒入银耳、红椒，加盐、鸡粉、生抽、水淀粉调味，撒葱段，炒匀；装盘即可。

烹饪时间
Times
13分钟

能量计算 总热量约749.6千卡/蛋白质65.1克
脂肪18.8克/糖类153.4克

烹饪方法：炒　一人份

炝炒生菜

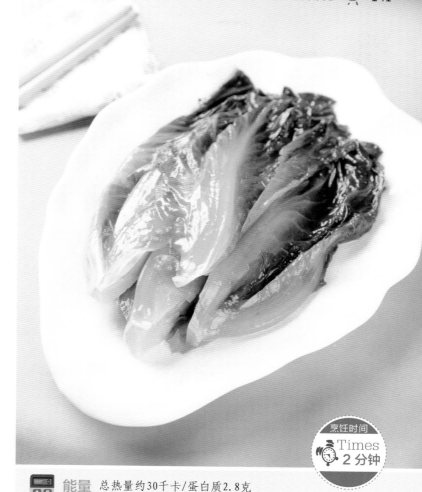

烹饪时间
Times
2分钟

🖩 **能量计算** 总热量约30千卡/蛋白质2.8克
脂肪0.8克/糖类4.2克

🐠 **原 料**

生菜200克

🍶 **调 料**

盐2克，鸡粉2克，食用油适量

🔪 **做 法**

1. 将洗净的生菜切成瓣，装入盘中，待用。
2. 锅中注入适量食用油，烧热。
3. 放入切好的生菜，将生菜快速翻炒至熟软。
4. 加入适量盐、鸡粉，炒匀调味；将炒好的生菜盛出，装入盘中即可。

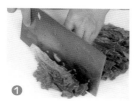
❶

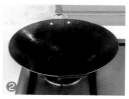
❷

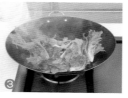
❸

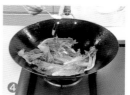
❹

南瓜清炖牛肉

烹饪方法: 炖　　4人份

烹饪时间
Times
122分钟

原料

牛肉块300克，南瓜块280克，葱段、姜片各少许

调料

盐2克

做法

1. 砂锅中注入适量清水烧开，倒入洗净切好的南瓜。
2. 倒入牛肉块、葱段、姜片，搅拌均匀。
3. 盖上盖，用大火烧开后转小火炖煮约2小时至食材熟透。
4. 揭开盖，加入盐，拌匀调味。
5. 用汤勺掠去浮沫。
6. 关火后盛出煮好的汤料，装碗即可。

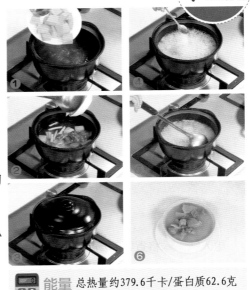

能量计算　总热量约379.6千卡/蛋白质62.6克
脂肪7.2克/糖类18.4克

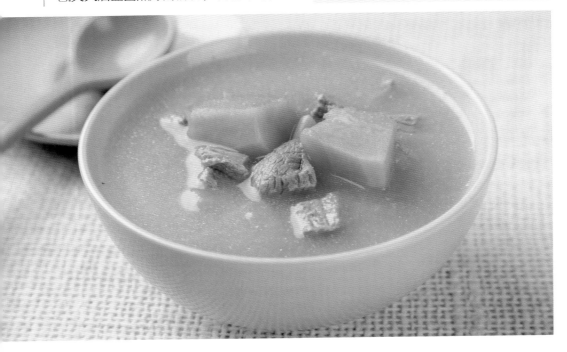

大白菜老鸭汤

烹饪方法：煮　　4人份

烹饪时间
Times
124分钟

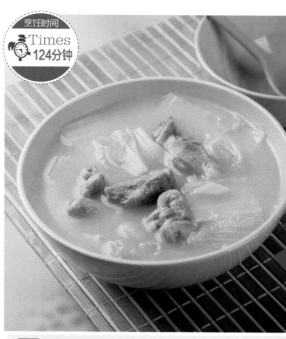

❀ 原料
白菜段300克，鸭肉块300克，姜片、枸杞各少许，高汤适量

🏷 调料
盐2克

🍴 做法
1.锅中注水烧开，放入鸭肉，搅匀；煮2分钟，汆去血水。2.从锅中捞出鸭肉后过冷水，备用；另起锅，注高汤烧开，加入鸭肉、姜片，拌匀。3.用大火煮开后调至中火，炖1.5小时使鸭肉煮透；倒入白菜段、枸杞，搅拌均匀。4.煮30分钟后，加入适量盐；搅拌均匀，使食材更入味。5.将煮好的汤料盛出即可。

能量计算 总热量约783千卡/蛋白质51.6克
脂肪59.7克/糖类11.7克

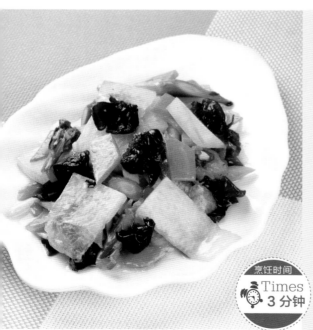

芥蓝炒冬瓜

烹饪方法：炒　　3人份

❀ 原料
芥蓝80克，冬瓜100克，胡萝卜40克，水发木耳35克，姜片、蒜片、葱段各少许

🏷 调料
盐4克，鸡粉2克，料酒4毫升，水淀粉、食用油各适量

🍴 做法
1.胡萝卜切片，木耳切小块，冬瓜切片，芥蓝切段。2.锅中注水烧开，放入食用油，放入木耳、胡萝卜，煮约半分钟。3.再倒入冬瓜、芥蓝，再煮约半分钟至食材断生，捞出。4.用油起锅，放入姜片、蒜末、葱段，大火爆香。5.倒入食材、料酒，加入盐、鸡粉、水淀粉，炒至入味；关火后盛入盘中即成。

烹饪时间
Times
3分钟

能量计算 总热量约112.8千卡/蛋白质35.3克
脂肪1.1克/糖类31.2克

胡萝卜炒木耳

烹饪方法: 炒　　　2人份

烹饪时间 Times 3分钟

原 料

胡萝卜100克, 水发木耳70克, 葱段、蒜末各少许

调 料

盐3克, 鸡粉4克, 蚝油10克, 料酒5毫升, 水淀粉7毫升, 食用油适量

做 法

1.木耳切小块, 洗净的胡萝卜切片。
2.开水锅中, 加盐、鸡粉、木耳、胡萝卜, 淋入食用油, 搅拌匀, 煮至其断生, 捞出, 沥干。3.油起锅, 放入蒜末、木耳、胡萝卜, 炒匀; 淋入料酒、蚝油, 炒至食材八成熟; 加盐、鸡粉, 炒匀调味。4.倒入水淀粉勾芡, 撒上葱段, 炒至食材熟透、入味, 装盘即成。

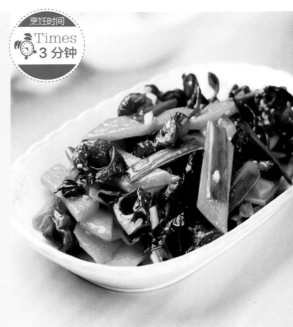

能量计算 总热量约51.7千卡/蛋白质2.1克 脂肪0.3克/糖类13克

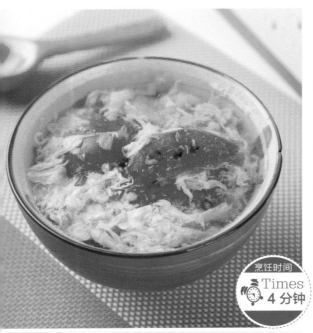

番茄蛋汤

烹饪方法: 煮　　　2人份

原 料

西红柿120克, 蛋液50克, 高汤适量, 葱花少许

调 料

鸡粉、盐、胡椒粉各2克

做 法

1.将洗净的西红柿切成小块, 装入碗中, 备用。2.锅中注入备好的高汤烧开, 放入西红柿块, 用勺搅拌均匀。3.用大火煮至食材熟透, 加入少许鸡粉、盐、胡椒粉, 拌匀调味。4.倒入打散拌匀的蛋液, 边倒边用勺搅拌。5.小火略煮片刻, 至蛋花成形; 关火后盛出煮好的汤料, 装入碗中, 撒上备好的葱花, 即可。

烹饪时间 Times 4分钟

能量计算 总热量约94.8千卡/蛋白质7.8克 脂肪4.6克/糖类6.2克

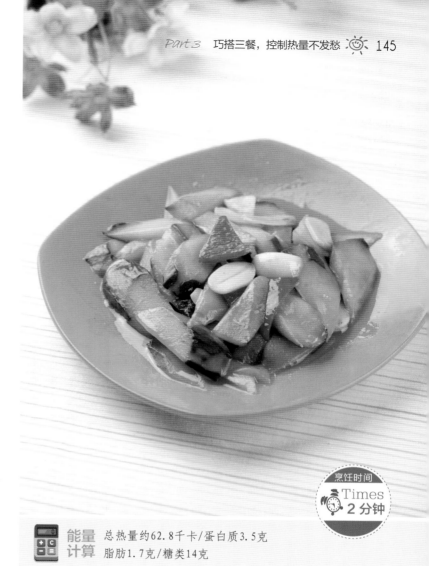

黄瓜蒜片

烹饪方法：炒

一人份

🍳 **原料**

黄瓜140克，红椒12克，大蒜13克

🥄 **调料**

盐2克，鸡粉2克，生抽2毫升，水淀粉、食用油各适量

🍳 **烹饪时间** Times 2分钟

能量计算　总热量约62.8千卡/蛋白质3.5克
脂肪1.7克/糖类14克

🔪 **做法**

1. 将洗净去皮的大蒜、黄瓜切片；洗净的红椒切成小块。
2. 用油起锅，倒入切好的蒜片，用大火爆香；倒入红椒、黄瓜，翻炒匀至其熟软。
3. 加入盐、鸡粉、生抽，拌炒匀，至食材入味。
4. 加少许清水拌炒，倒水淀粉，炒匀，使锅中食材裹匀芡汁；盛出炒好的菜即成。

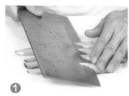
❶

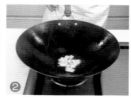
❷

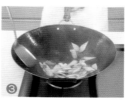
❸

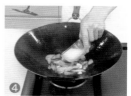
❹

青菜蒸豆腐

烹饪方法: 蒸　　 2人份

原料

豆腐100克，上海青60克，熟鸡蛋1个

调料

盐2克，水淀粉4毫升

做法

1. 锅中注水烧开，放入上海青，拌匀，煮约半分钟，捞出，凉凉。

2. 上海青剁成末，豆腐剁成泥；熟鸡蛋取出蛋黄，切成碎末。

3. 取一碗，倒入豆腐泥、上海青，搅匀，加盐，拌至溶化。

4. 淋入水淀粉，拌匀上浆，将食材装入另一个大碗中，抹平。

5. 再均匀地撒上备好的蛋黄末，即成蛋黄豆腐泥。

6. 蒸锅上火烧沸，放入装有食材的大碗，中火蒸至熟透；关火后取出蒸好的食材。

烹饪时间 Times 12分钟

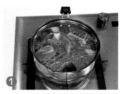
①

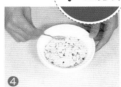
④

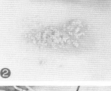
②

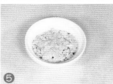
⑤

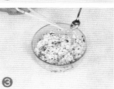
③

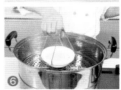
⑥

能量计算　总热量约166.8千卡/蛋白质15.8克
脂肪8.4克/糖类7.9克

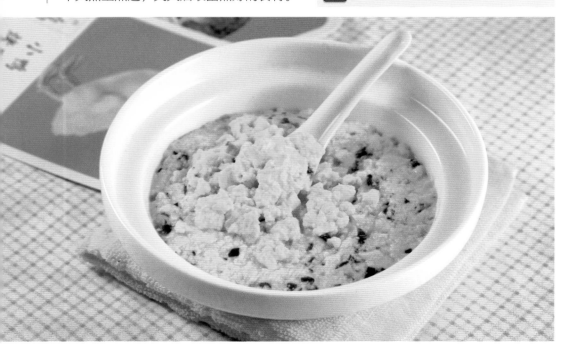

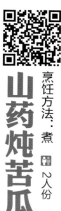

烹饪方法：煮

2人份

山药炖苦瓜

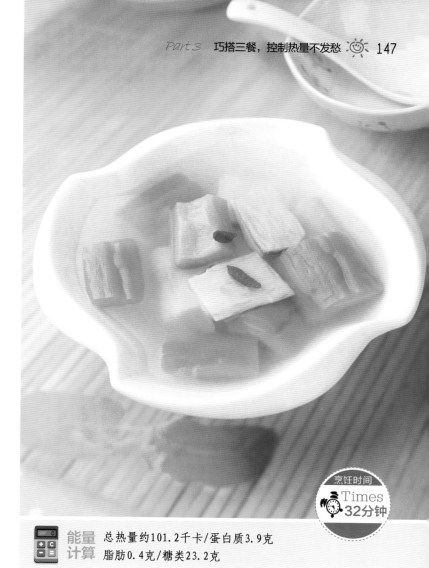

烹饪时间
Times
32分钟

🧮 **能量计算** 总热量约101.2千卡/蛋白质3.9克
脂肪0.4克/糖类23.2克

🌰 **原 料**

山药140克，苦瓜120克，姜片、葱段各少许

🧂 **调 料**

盐2克，鸡粉2克

🍳 **做 法**

1. 洗净去皮的山药切成片，苦瓜切成块，备用。
2. 砂锅中注入适量清水烧开；倒入切好的苦瓜、山药，撒上姜片、葱段。
3. 盖上锅盖，烧开后用小火煮约30分钟至食材熟软。
4. 揭盖，放入适量盐、鸡粉，搅匀调味；关火后盛出煮好的汤料即可。

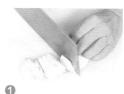

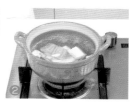

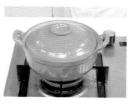

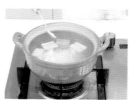

1600～1700千卡一周带量食谱

周一	早餐	红豆包（红豆20克、面粉30克），豆浆400毫升，蛋黄酱拌菠菜（菠菜100克、蛋黄酱20克、熟芝麻10克）
	午餐	米饭（大米100克），慈姑炒花菜（慈姑50克、花菜25克），腰果炒鸡丁（腰果10克、鸡胸肉50克、青椒25克、红椒25克、蒜苗50克）
	晚餐	荞麦凉面（荞麦面100克），西红柿炖鲫鱼（西红柿50克、鲫鱼60克），干煸芹菜肉丝（猪里脊肉50克、芹菜75克、青椒75克）
周二	早餐	小笼包（瘦肉50克、面粉30克），苹果1个，杏仁榛子豆浆（榛子10克、杏仁10克、黄豆10克）
	午餐	燕麦饭（燕麦20克、大米80克），家常鳝鱼段（紫苏100克、鳝鱼80克），酱炒平菇肉丝（平菇100克、瘦肉30克）
	晚餐	鸡蛋饼（鸡蛋60克、面粉100克），黄瓜炒肉（黄瓜100克、瘦肉50克），黄豆香菜汤（黄豆20克、香菜100克）
周三	早餐	橙子50克，鲜笋魔芋面（魔芋面50克、茭白25克、竹笋25克、西蓝花50克、清鸡汤30克）
	午餐	黑米黑豆莲子饭（黑米25克、黑豆25克、莲子25克、大米25克），黄花菜鲫鱼汤（黄花菜50克、鲫鱼80克），海带拌腐竹（海带50克、胡萝卜50克、水发腐竹100克）
	下午加餐	酸奶100毫升
	晚餐	杂粮煎饼（荞麦粉25克、面粉75克），西葫芦炒肉（西葫芦100克、牛肉50克），酱焖四季豆（四季豆100克）

周四	早餐	玉米馒头（玉米面50克），牛奶150毫升，姜汁拌空心菜（空心菜100克）
	午餐	米饭（大米100克），芥菜豆腐羹（芥菜100克、豆腐100克），蛋白鱼丁（蛋清30克、红椒50克、青椒50克、碎皖鱼80克）
	晚餐	面条（面粉100克），羊肉炖萝卜（羊肉50克、萝卜100克），豆皮炒青菜（豆皮50克、上海青100克）
	睡前加餐	橙子50克
周五	早餐	燕麦小米豆浆（燕麦10克、小米10克、黄豆10克），草莓50克，黑蒜香菇肉丝面（黑蒜10克、龙须面50克、瘦肉50克、洋葱50克、鸡汤30克、香菇50克）
	午餐	二米饭（小米50克、大米50克），西红柿烩花菜（西红柿100克、花菜50克），豉油清蒸武昌鱼（武昌鱼80克）
	晚餐	大米饭（大米100克），青椒炒茄子（青椒100克、茄子100克），鸡丝豆腐干（鸡胸肉50克、豆腐干50、红椒100克）
	睡前加餐	牛奶150毫升
周六	早餐	南瓜饼（南瓜50克、面粉50克），拌黑木耳（木耳100克），燕麦糙米豆浆（水发黄豆20克、燕麦10克、糙米10克）
	午餐	米饭（大米70克），清炒空心菜（空心菜100克），荞麦菜卷（荞麦粉30克、鸡蛋1个、牛肉50克、绿豆芽50克、胡萝卜25克、彩椒25克）
	晚餐	燕麦饭（燕麦50克，大米50克），香菇烧山药（香菇100克、山药100克），西红柿炖鲫鱼（鲫鱼80克、西红柿100克）
	睡前加餐	草莓50克
周日	早餐	牛奶150毫升，拌生菜（生菜100克），黑豆渣大麦粉蛋饼（黑豆渣25克、大麦粉25克、鸡蛋1个）
	午餐	燕麦饭（燕麦25克、大米75克），红烧排骨（排骨60克），雪菜末豆腐汤（豆腐100克、雪菜末100克）
	晚餐	米饭（大米100克），油菜香菇（油菜100克、香菇50克），肉末炒青豆（肉末50克、青豆20克、红椒50克）
	睡前加餐	豆浆150毫升

杏仁榛子豆浆

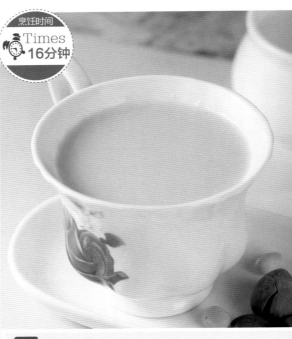

烹饪时间 Times 16分钟

烹饪方法: 煮　1人份

原料

榛子4克,杏仁5克,水发黄豆40克

做法

1.将已经浸泡8小时的黄豆倒入碗中,注入适量清水,用手搓洗干净;倒入滤网,沥干水分。2.将榛子、杏仁、黄豆倒入豆浆机中;注水至水位线即可。3.盖上豆浆机机头,选择"五谷"程序,再选择"开始"键,开始打浆。4.待豆浆机运转约15分钟,即成豆浆;将豆浆机断电,取下机头。5.把煮好的豆浆倒入滤网,滤取豆浆。6.将滤好的豆浆倒入杯中即可。

能量计算 总热量约193.4千卡/蛋白质15.9克 脂肪10.5克/糖类15.8克

鲜笋魔芋面

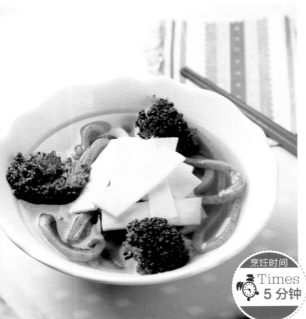

烹饪时间 Times 5分钟

烹饪方法: 煮　2人份

原料

魔芋面250克,茭白15克,竹笋10克,西蓝花30克,清鸡汤150毫升

调料

盐、鸡粉各2克,生抽5毫升

做法

1.开水锅中倒入西蓝花,煮至断生后捞出。2.沸水锅中倒入茭白,略煮,捞出。3.锅中再倒入竹笋;略煮,去除苦味,捞出。4.开水锅中放入魔芋面;煮2分钟至其熟软,捞出,装碗,放上西蓝花,待用。5.另起锅,倒入鸡汤,放入焯过水的竹笋、茭白。6.加入盐、鸡粉,拌匀;淋入生抽,拌匀,略煮一会儿至食材入味;装碗即可。

能量计算 总热量约199.4千卡/蛋白质23.3克 脂肪5.2克/糖类201.7克

姜汁拌空心菜

烹饪方法: 拌　👥 3人份

烹饪时间
Times
6 分钟

🍀 原　料

空心菜500克，姜汁20毫升，红椒适量

🥢 调　料

盐3克，陈醋、芝麻油、食用油各适量

🧭 做　法

1.洗净的空心菜切大段，备用。2.锅中注入适量清水烧开，倒入空心菜梗，加入少许食用油，拌匀，放入空心菜叶，略煮片刻。3.加入少许盐，拌匀，捞出装盘，放凉待用。4.取一个大碗，倒入姜汁，放入少许盐、陈醋、芝麻油。5.搅拌均匀，浇在空心菜上，放上红椒片即可。

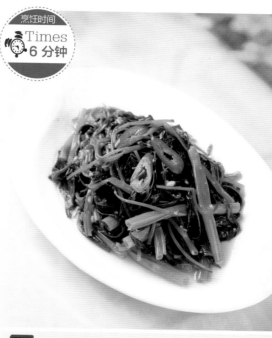

🧮 能量
计算　总热量约108.2千卡 / 蛋白质11.3克
脂肪1.6克 / 糖类20.1克

黑蒜香菇肉丝面

烹饪方法: 煮　👥 3人份

🍀 原　料

软黑金富硒黑蒜40克，龙须面150克，瘦肉180克，洋葱80克，鸡汤350毫升，香菇5克

🥢 调　料

盐2克，鸡粉2克，料酒5毫升，水淀粉4毫升，白胡椒粉、食用油各适量

🧭 做　法

1.香菇切十字花刀，洋葱切丝，瘦肉切丝。2.肉丝中放入盐、白胡椒粉、料酒，倒入水淀粉，拌匀，腌制10分钟。3.开水锅中倒入面条，搅匀煮至熟软，捞出，沥干水分。4.热锅注油烧热，倒入肉丝、香菇、洋葱，快炒。5.倒入鸡汤、盐、鸡粉、白胡椒粉，调味；关火后盛出，摆放上黑蒜即可。

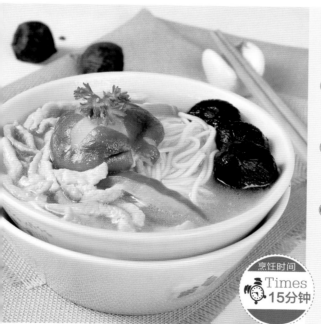

烹饪时间
Times
15分钟

🧮 能量
计算　总热量约979.9千卡 / 蛋白质75.4克
脂肪23.6克 / 糖类119.1克

蛋黄酱拌菠菜

烹饪方法: 拌　　1人份

烹饪时间 Times 2分钟

原 料

菠菜80克，蛋黄酱、熟芝麻各少许

调 料

生抽适量

做 法

1.锅中注入适量清水烧开，倒入洗净的菠菜，拌匀，煮至断生。

2.捞出焯煮好的菠菜，沥干水分，装入盘中，放凉备用。

3.将放凉的菠菜切成小段。

4.摆放在盘中。

5.倒入生抽。

6.放上蛋黄酱；撒上熟芝麻即可。

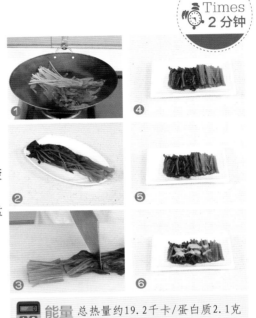

能量计算 总热量约19.2千卡/蛋白质2.1克 脂肪0.2克/糖类3.6克

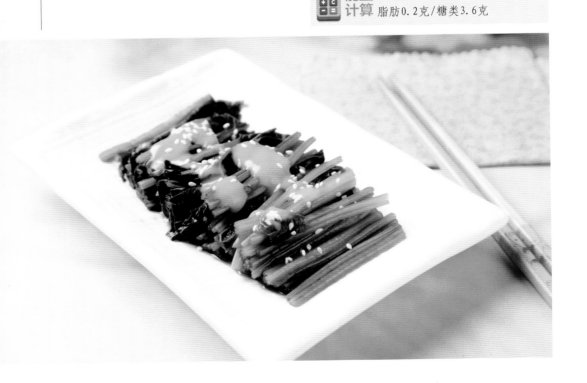

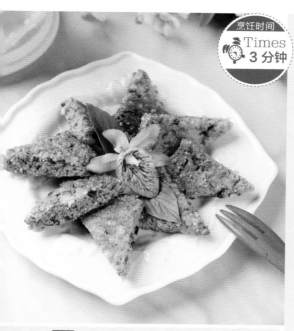

烹饪时间 Times 3分钟

黑豆渣大麦粉蛋饼

烹饪方法: 煎　　2人份

原 料

黑豆渣60克，大麦粉100克，鸡蛋40克，葱花少许

调 料

白胡椒粉2克，盐、鸡粉、食用油各少许

做 法

1.取一个大碗，倒入备好的大麦粉、黑豆渣。2.打入鸡蛋，放入葱花、盐、鸡粉、白胡椒，搅拌均匀。3.煎锅注油烧热，放入调好的面糊，煎出香味；用锅铲翻一面，继续煎至两面呈金黄色。4.将煎好的蛋饼盛出，装入盘中放凉。5.将黑豆渣大麦粉蛋饼放在砧板上，切成三角状。6.撒上罗勒叶，用鲜花装饰，即可食用。

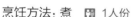
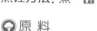

能量计算　总热量约593.2千卡/蛋白质37.1克　脂肪14.5克/糖类94.6克

燕麦糙米豆浆

烹饪方法: 煮　　1人份

原 料

水发黄豆40克，燕麦10克，糙米5克

做 法

1.将已浸泡8小时的黄豆倒入碗中，加入糙米，注入适量清水，用手搓洗干净。2.把食材倒入滤网，沥干水分。3.再将黄豆、糙米、燕麦倒入豆浆机中。4.注入适量清水，至水位线即可。5.盖上豆浆机机头，选择"五谷"程序，再选择"开始"键，开始打浆。6.待豆浆机运转约20分钟，将豆浆机断电，把煮好的豆浆倒入滤网。7.将滤好的豆浆倒入碗中即可。

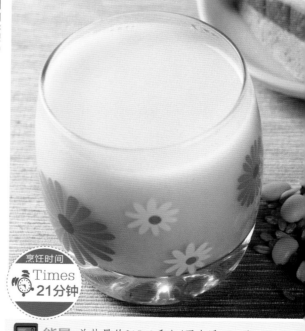

烹饪时间 Times 21分钟

能量计算　总热量约217.1千卡/蛋白质16.2克　脂肪7.3克/糖类28克

腰果炒鸡丁

烹饪方法: 炒　　2人份

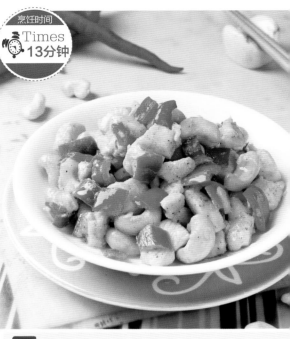

烹饪时间 Times 13分钟

🌀 原 料

腰果20克,鸡胸肉300克,青椒、红椒各20克,蒜苗15克,姜片、蒜末、葱白各少许

🥣 调 料

盐4克,鸡粉2克,味精2克,料酒、水淀粉、食用油各适量

🔪 做 法

1.蒜苗切段;青椒、红椒切小块。2.鸡胸肉切丁,盛入碗中,加盐、鸡粉、水淀粉、油,拌匀,腌渍10分钟。3.热锅注油烧热,放入腰果炸1～2分钟,捞出。4.待油烧至四成热,将鸡丁滑油至转色,捞出。5.锅底留油,倒姜、蒜、葱、蒜苗、青椒、红椒、鸡丁、料酒、盐、味精、水淀粉,调味;盛出,放上腰果即可。

能量计算 总热量约526千卡/蛋白质62.5克　脂肪22.5克/糖类20克

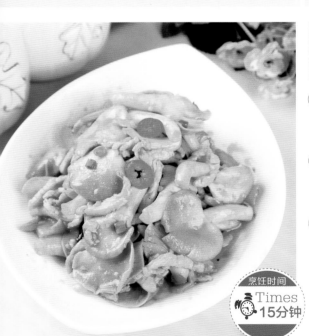

烹饪时间 Times 15分钟

能量计算 总热量约282.8千卡/蛋白质37.6克　脂肪10.7克/糖类14.8克

酱炒平菇肉丝

烹饪方法: 炒　　3人份

🌀 原 料

平菇270克,瘦肉160克,姜片、葱段各少许,黄豆酱12克,豆瓣酱15克

🥣 调 料

盐2克,鸡粉3克,水淀粉、料酒、食用油各适量

🔪 做 法

1.瘦肉切丝;取一碗,倒入肉丝,加料酒、盐、水淀粉,拌匀。2.注入食用油,搅匀,腌渍约10分钟。3.开水锅中倒入平菇,焯煮1分钟至断生,捞出。4.用油起锅,倒入瘦肉丝,炒至转色;放入姜片、葱段,炒香。5.加豆瓣酱、黄豆酱、平菇、盐、鸡粉、水淀粉,翻炒约2分钟至入味,盛出即可。

蛋白鱼丁

烹饪方法：炒

2人份

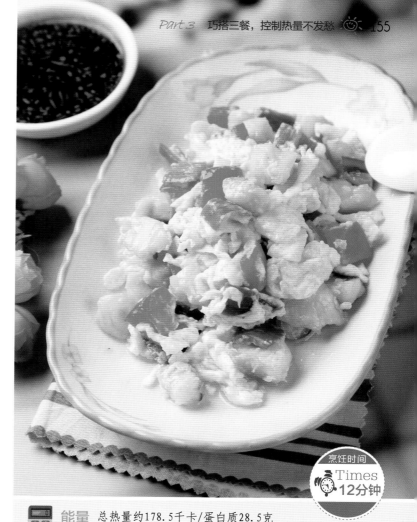

烹饪时间
Times
12分钟

🐔 **原料**

蛋清100克，红椒10克，青椒10克，脆皖100克

🫙 **调料**

盐2克，鸡粉2克，料酒4毫升，水淀粉适量

🧮 **能量计算**　总热量约178.5千卡/蛋白质28.5克
脂肪5.4克/糖类4.6克

🔪 **做法**

1.洗净的红椒切开，去籽，切成小块；洗净的青椒切开，去籽，切成小块，待用；处理干净的鱼肉切粗条，再切成丁。

2.将切好的鱼肉装入碗中，加入少许盐、鸡粉、水淀粉，拌匀，腌渍10分钟至其入味，备用。

3.热锅注油，倒入鱼肉、青椒、红椒，翻炒均匀。

4.加盐、鸡粉、料酒，炒匀调味；倒入蛋清，炒匀；将炒好的菜肴盛入盘中即可。

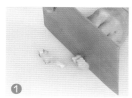
❶

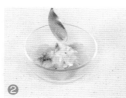
❷

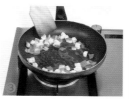
❸

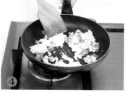
❹

海带拌腐竹

烹饪方法: 拌　🏠 2人份

🍄 原 料

> 水发海带120克，胡萝卜25克，水发
> 腐竹100克

🥄 调 料

> 盐2克，鸡粉少许，生抽4毫升，陈
> 醋7毫升，芝麻油适量

🍳 做 法

> 1.将全部食材洗净，腐竹切段，海带和胡
> 萝卜分别切丝。
> 2.开水锅中放入腐竹段，拌匀，煮至其断
> 生后捞出，沥干。
> 3.沸水锅中再倒入海带丝，煮熟后捞出。
> 4.取一大碗，倒入焯过水的食材，撒上胡
> 萝卜丝，拌匀。
> 5.加入少许盐、鸡粉，淋入适量生抽、陈
> 醋、芝麻油。
> 6.搅拌至食材入味，装盘。

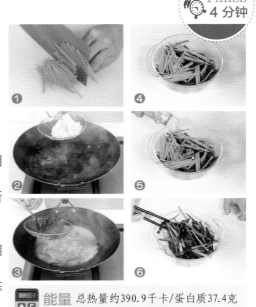

能量计算　总热量约390.9千卡/蛋白质37.4克
脂肪17.6克/糖类22.5克

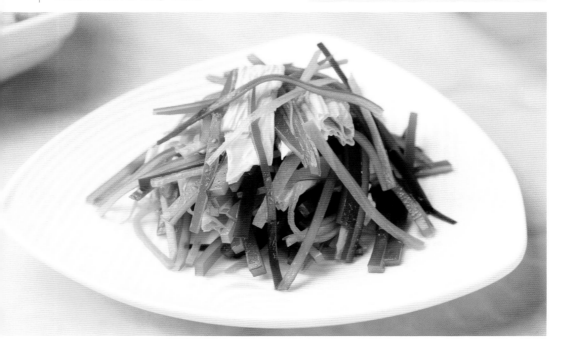

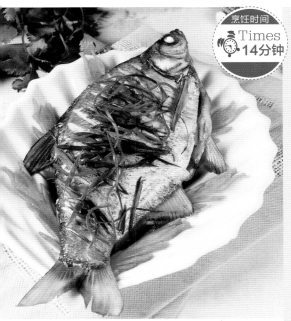

烹饪时间 Times 14分钟

豉油清蒸武昌鱼

烹饪方法：蒸　5人份

原料

武昌鱼680克，蒸鱼豉油15毫升，葱段、姜片、葱丝、红彩椒丝各少许

调料

盐3克，料酒10毫升，食用油适量

做法

1.在两面鱼身上划一字花刀，装盘；再往两面鱼身上撒入盐，抹匀；两面鱼身淋入料酒以去腥；鱼肚塞入葱段、姜片。2.用一双筷子交叉撑起武昌鱼以防蒸制时鱼皮粘盘；蒸锅注水烧开，放上武昌鱼。3.用大火蒸12分钟至熟；取出武昌鱼。4.取下筷子，将武昌鱼盛入盘中；往鱼身上放上葱丝、红彩椒丝。5.另起锅注油，烧至五六成热；关火后将热油浇在鱼身上；最后淋入蒸鱼豉油即可。

能量计算 总热量约918千卡/蛋白质124.4克
脂肪42.8克/糖类8.2克

荞麦菜卷

烹饪方法：煎　3人份

原料

荞麦粉110克，鸡蛋1个，牛肉100克，绿豆芽70克，胡萝卜80克，彩椒85克，蒜末、葱花各少许

做法

1.彩椒、胡萝卜切丝；牛肉切丝，加生抽、盐、鸡粉、水淀粉、食用油，腌渍10分钟；再放入油锅炒熟。2.将荞麦粉倒入碗中，打入鸡蛋，加入清水、盐，制成面糊。3.煎锅中注油，倒入面糊，转小火，摊至成形，取出。4.开水锅中放入胡萝卜、绿豆芽、彩椒、食用油、盐，断生后盛出。5.用油起锅，放入胡萝卜、绿豆芽、彩椒，炒匀。6.把面皮切成长方片，取馅料，放面皮上，卷起面皮，制成荞麦菜卷即可。

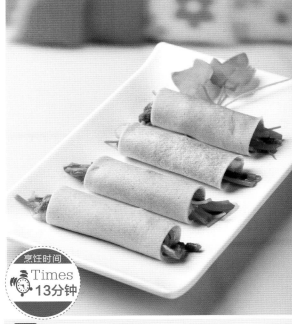

烹饪时间 Times 13分钟

能量计算 总热量约287.1千卡/脂肪5.4克
蛋白质19.3克/糖类64.1克

雪菜末豆腐汤

烹饪方法: 煮　　3人份

◎ 原 料

豆腐块300克,雪菜末250克,姜片、
葱花各少许

◎ 调 料

鸡粉2克,食用油适量

◎ 做 法

1. 锅中注入油,烧至六成热,放入姜片。
2. 倒入切好的雪菜末,翻炒均匀。
3. 锅中注入适量清水,搅拌匀。
4. 煮约2分钟至沸,倒入切好的豆腐,加入
鸡粉,搅匀。
5. 续煮约3分钟至食材熟透。
6. 搅匀,盛出煮好的汤料,装入碗中,撒
上葱花即可。

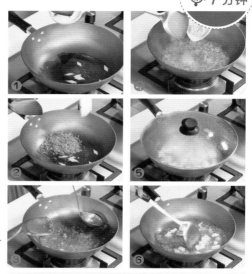

能量
计算　总热量约298千卡/蛋白质28.1克
脂肪15.1克/糖类34.4克

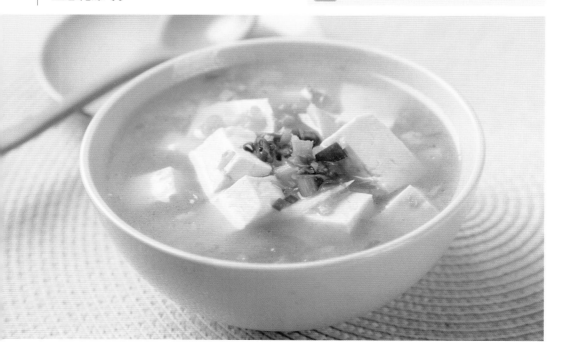

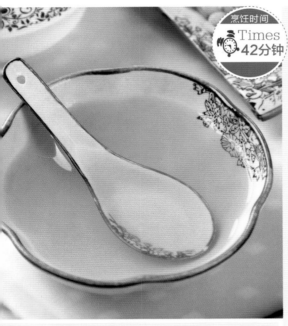

烹饪时间
Times
42分钟

黄豆香菜汤

烹饪方法: 煮   2人份

原 料

水发黄豆220克，香菜30克

调 料

盐少许

做 法

1.将洗净的香菜切长段；砂锅中注入适量清水烧热，倒入洗净的黄豆。2.盖上盖，大火烧开后转小火煮约30分钟，至食材熟软。3.揭盖，按压几下，再撒上切好的香菜，搅散。4.盖上盖，用小火续煮约10分钟，至食材熟透。5.揭盖，搅拌几下，关火后盛出煮好的黄豆汤。6.将汤汁滤在碗中，饮用时加入少许盐，拌匀即可。

能量
计算   总热量约799.1千卡/蛋白质77.5克
脂肪35.3克/糖类77.1克

酱焖四季豆

烹饪方法: 焖   3人份

原 料

四季豆350克，蒜末10克，葱段少许

调 料

黄豆酱15克，辣椒酱5克，盐、食用油各适量

做 法

1.锅中注入适量清水烧开，放入盐、食用油。2.倒入四季豆，搅匀煮至断生；将其捞出，沥干水分待用。3.热锅注油烧热，倒入辣椒酱、黄豆酱，爆香；倒入少许清水，放入四季豆，翻炒。4.加入少许盐，炒匀调味；盖上锅盖，小火焖5分钟至熟透。5.掀开锅盖，倒入葱段，翻炒一会儿。6.将炒好的菜盛出，装入盘中，放上蒜末即可。

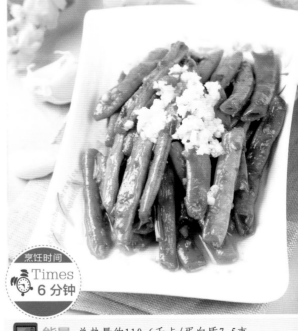

烹饪时间
Times
6分钟

能量
计算   总热量约110.6千卡/蛋白质7.5克
脂肪1.4克/糖类22.7克

鸡丝豆腐干

烹饪方法: 炒 2人份

烹饪时间
Times
13分钟

原料

鸡胸肉150克, 豆腐干120克, 红椒30克, 姜片、蒜末、葱段各少许

调料

盐2克, 鸡粉3克, 生抽2毫升, 水淀粉、食用油各适量

做法

1. 豆腐干切条; 红椒切开, 去籽, 切成丝; 洗好的鸡胸肉切片, 再切成丝。

2. 鸡肉丝装入碗中, 放盐、鸡粉、水淀粉, 抓匀; 再加入食用油, 腌渍10分钟。

3. 热锅注油, 烧至五成热, 倒入香干, 炸出香味; 把炸好的香干捞出, 备用。

4. 锅底留油, 放入红椒、姜、蒜、葱, 爆香; 倒入鸡肉丝, 淋入料酒, 炒香。

5. 倒入香干、盐、鸡粉、生抽, 调味。

6. 倒入水淀粉勾芡, 盛出, 装盘即可。

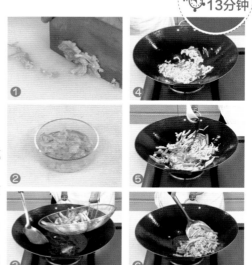

能量 总热量约377.1千卡/蛋白质48.9克
计算 脂肪11.9克/糖类20.2克

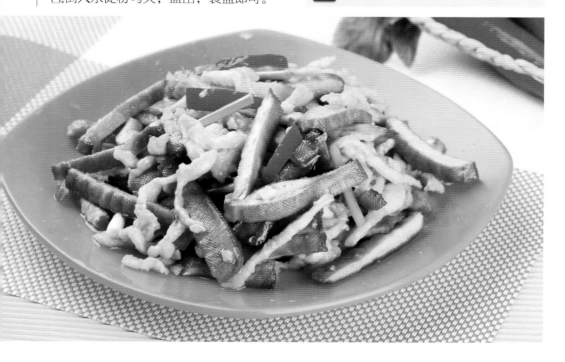

豆皮炒青菜

烹饪方法：炒

一人份

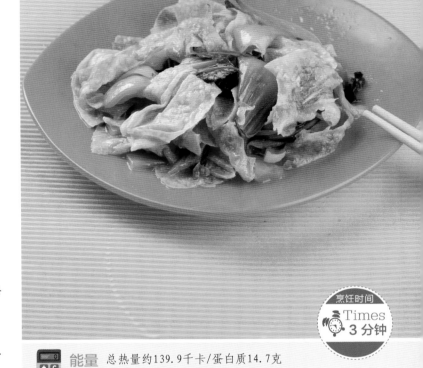

烹饪时间
Times
3分钟

能量计算　总热量约139.9千卡/蛋白质14.7克
脂肪5.6克/糖类8.5克

原料

豆皮30克，上海青75克

调料

盐2克，鸡粉少许，生抽2毫升，水淀粉2毫升，食用油适量

做法

1. 将豆皮切成小块；洗净的上海青切成小块。
2. 热锅注油，烧至四成热，放入豆皮，炸至酥脆；把炸好的豆皮捞出，待用。
3. 锅底留油，倒入上海青，翻炒片刻；加入盐、鸡粉，倒入少许清水。
4. 下入炸好的豆皮，翻炒均匀；淋入少许生抽，翻炒至豆皮松软；倒入水淀粉勾芡；将炒好的菜盛出，装入盘中即可。

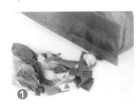
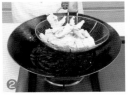
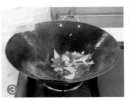
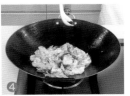

西红柿炖鲫鱼

烹饪方法: 煮　3人份

烹饪时间
Times
12分钟

🥦 原 料

鲫鱼250克, 西红柿85克, 葱花少许

🔒 调 料

盐、鸡粉各2克, 食用油适量

✏️ 做 法

1.洗净的西红柿切片, 备用。2.用油起锅, 放入处理好的鲫鱼, 小火煎至断生。3.注入适量清水, 盖上锅盖, 大火煮沸改中火煮约10分钟。4.揭开锅盖, 倒入切好的西红柿, 搅拌均匀, 撇去浮沫, 煮至食材熟透。5.加入盐、鸡粉, 拌匀调味; 盛出煮好的菜肴, 装入碗中, 点缀上葱花即可。

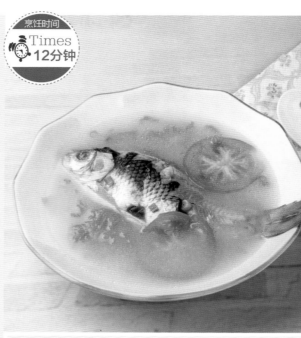

🧮 能量计算　总热量约286.2千卡/蛋白质43.5克
脂肪6.9克/糖类12.9克

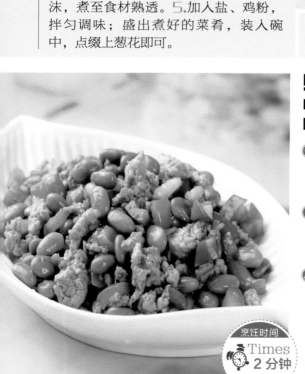

烹饪时间
Times
2分钟

肉末炒青豆

烹饪方法: 炒　2人份

🥦 原 料

肉末100克, 青豆130克, 红椒20克, 姜片、蒜末、葱段各少许

🔒 调 料

盐4克, 鸡粉1克, 生抽4毫升, 食用油4毫升

✏️ 做 法

1.红椒去籽, 切长条后改切丁。2.开水锅中, 放入盐、食用油, 倒入青豆, 拌煮一会, 捞出浮沫, 煮1分钟至断生; 捞出。3.锅中注油烧热, 倒入葱段、蒜末、姜片, 爆香; 倒入肉末, 炒至转色, 淋入生抽, 倒入青豆、红椒, 炒匀。4.调入盐、鸡粉, 翻炒至食材入味; 关火, 盛出炒好的肉末青豆即可。

🧮 能量计算　总热量约634.3千卡/蛋白质65.4克
脂肪27.1克/糖类49.3克

干煸芹菜肉丝

烹饪方法: 炒　　2人份

烹饪时间
Times
3分钟

🍳 原 料

猪里脊肉220克，芹菜50克，干辣椒8克，青椒20克，红小米椒10克，葱段、姜片、蒜末各少许

🧂 调 料

豆瓣酱12克，鸡粉、胡椒粉各少许，生抽5毫升，花椒油、食用油各适量

🔪 做 法

1. 青椒去籽，切细丝；红小米椒切丝；芹菜切段；洗好的猪里脊肉切细丝，备用。
2. 热锅注油烧四五成热，倒入肉丝，炒匀，煸干水汽，盛出，沥干油。
3. 用油起锅，放入干辣椒，炸香；再盛出干辣椒，倒入葱段、姜片、蒜末、爆香。
4. 加豆瓣酱、肉、料酒、红小米椒，炒香。
5. 倒入芹菜段、青椒丝，翻炒至其断生。
6. 转小火，加生抽、鸡粉、胡椒粉、花椒油，炒入味；盛出，装盘即成。

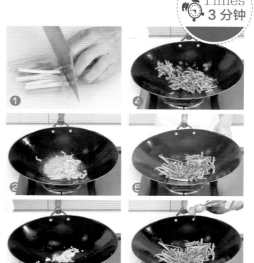

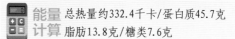

能量 总热量约332.4千卡/蛋白质45.7克
计算 脂肪13.8克/糖类7.6克

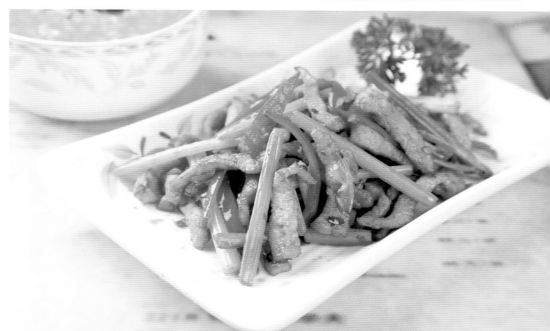

1800～1900千卡一周带量食谱

周一	早餐	馒头（面粉60克），拌萝卜（萝卜100克），火龙果豆浆（黄豆10克、火龙果60克）
	午餐	花卷（面粉120克），清炒茼蒿（茼蒿100克），胡萝卜鹌鹑汤（鹌鹑肉30克、胡萝卜100克、猪瘦肉30克）
	晚餐	小米饭（小米40克、大米80克），清蒸鲫鱼（鲫鱼80克），松子炒丝瓜（胡萝卜100克、丝瓜100克、松仁10克）
周二	早餐	鸡蛋1个，苹果50克，青菜面糊（生菜100克、面粉60克）
	午餐	米饭（大米120克），芝麻带鱼（芝麻10克、带鱼80克），彩椒木耳烧花菜（花菜50克、彩椒50克、木耳50克）
	下午加餐	草莓50克
	晚餐	玉米面条（玉米面120克），红烧白萝卜（白萝卜100克），青椒炒鸡丝（鸡胸肉50克、青椒50克、红椒50克）
	睡前加餐	豆浆150毫升
周三	早餐	香肠拌青椒（香肠40克、青椒50克），西葫芦玉米饼（西葫芦50克、面粉20克、玉米粉10克、白芝麻10克）
	午餐	米饭（大米120克），西芹炒肉（西芹100克、瘦肉50克），蒜泥蒸茄子（茄子50克、彩椒50克、蒜末20克）
	晚餐	米饭（大米120克），肉炒白萝卜（瘦肉50克、白萝卜100克），西红柿炒洋葱（西红柿50克、洋葱50克）
	睡前加餐	豆腐脑100克

周四	早餐	馒头（面粉50克），拌海带丝（海带100克），松仁黑豆豆浆（松仁10克、黑豆20克）
	午餐	燕麦荞麦粥（燕麦20克、荞麦20克、大米80克），紫菜蛋汤（紫菜100克、鸡蛋60克），猴头菇玉米排骨汤（猴头菇100克、玉米棒50克、排骨60克）
	晚餐	烧饼（面粉120克），素炒空心菜（空心菜200克），清炖鲑鱼（鲑鱼60克）
周五	早餐	发糕（面粉60克），苹果1个，菠菜拌魔芋（魔芋50克、菠菜50克、枸杞20克）
	午餐	西红柿鸡蛋打卤面（面条150克、西红柿50克、鸡蛋1个），清蒸鲤鱼（鲤鱼80克），茄子煲（茄子150克、瘦肉30克）
	晚餐	挂面（面粉120克），香干炒肉（香干30克、瘦肉50克），冬瓜烧香菇（冬瓜100克、香菇100克）
	睡前加餐	牛奶100毫升
周六	早餐	花生酱拌荞麦面（荞麦面60克、黄瓜25克、胡萝卜25克），豆浆400毫升，蒜拌海白菜（海白菜50克）
	午餐	二米饭（小米60克、大米60克），包菜炒肉（包菜100克、瘦肉50克），杏鲍菇扣西蓝花（杏鲍菇50克、西蓝花50克）
	晚餐	双麦面包（大麦粉60克、荞麦粉60克），清炒油麦菜（油麦菜100克），白萝卜肉丝汤（白萝卜150克、瘦肉50克）
	睡前加餐	草莓50克
周日	早餐	蛋炒饭（鸡蛋50克、大米60克），拌海带丝（海带50克），黄瓜胡萝卜汁（胡萝卜25克、黄瓜25克）
	午餐	荞麦馒头（荞麦面120克），蒜末青椒（蒜末20克、青椒100克），肉末蒸丝瓜（肉末50克、丝瓜100克）
	晚餐	米饭（大米120克），西红柿烧花菜（西红柿50克、花菜50克），三文鱼金针菇卷（三文鱼60克、金针菇50克、芥菜50克、蛋清50克）
	睡前加餐	苹果50克

火龙果豆浆

烹饪方法: 煮　🍚 1人份

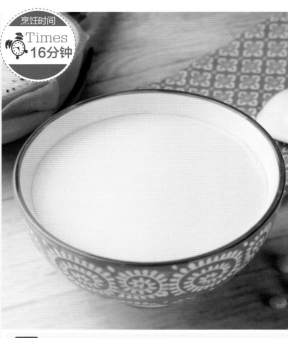

烹饪时间
Times
16分钟

🥄 原 料

水发黄豆60克, 火龙果肉30克

🥄 做 法

1.将已浸泡8小时的黄豆倒入碗中, 注入适量清水, 用手搓洗干净, 把洗好的黄豆倒入滤网, 沥干水分。2.将备好的黄豆、火龙果肉倒入豆浆机, 注入至水位线。3.盖上豆浆机机头, 选择"五谷"程序, 按"开始"键, 开始打浆。4.待豆浆机运转约15分钟, 即成豆浆; 将豆浆机断电, 取下机头。5.把煮好的豆浆倒入滤网, 滤取豆浆; 将滤好的豆浆倒入碗中即可。

能量计算 总热量约230.7千卡/蛋白质21.3克
脂肪9.7克/糖类24.5克

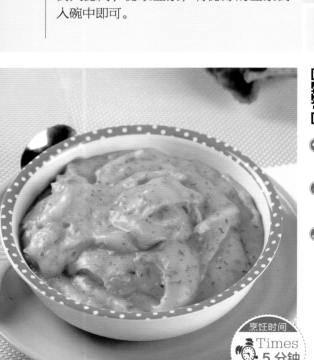

烹饪时间
Times
5分钟

能量计算 总热量约327.6千卡/蛋白质11.8克
脂肪1.8克/糖类68.8克

青菜面糊

烹饪方法: 煮　🍚 2人份

🥄 原 料

生菜120克, 面粉90克

🥄 调 料

盐少许

🥄 做 法

1.汤锅中注入适量清水烧开, 放入生菜, 煮至断生, 捞出, 切碎, 待用。2.选择榨汁机的搅拌刀座组合, 放入生菜, 选择"搅拌"功能, 榨取生菜汁, 倒入碗中。3.把面粉放入碗中, 倒入生菜汁, 拌匀; 加入少许盐, 搅拌成面糊。4.汤锅中注水烧热, 倒入拌好的面糊, 用勺子持续搅拌, 用小火煮熟。5.将煮好的青菜面糊盛出, 装入碗中, 即成。

西葫芦玉米饼

烹饪方法：煎　3人份

🕙 **Times 5分钟** 烹饪时间

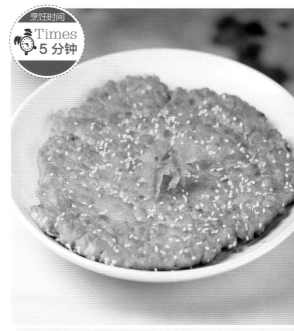

🍴 原 料

西葫芦100克，面粉200克，玉米粉100克，白芝麻15克

🧂 调 料

盐4克，鸡粉2克，食用油适量

🥄 做 法

1.西葫芦切成粒。2.开水锅中放入盐、食用油、西葫芦，煮1分钟，至其八成熟，捞出。3.倒入玉米粉，加入适量盐、鸡粉，拌匀；倒入面粉、清水，搅成面糊，放入食用油，搅匀。4.煎锅中倒入食用油，放入调好的面糊，摊成饼状；煎至饼成形，撒上白芝麻，煎出香味。5.翻面，煎成金黄色，再撒上白芝麻，略煎片刻，盛出装盘。

能量计算 总热量约1124.6千卡/蛋白质34.1克
脂肪12.4克/糖类230.9克

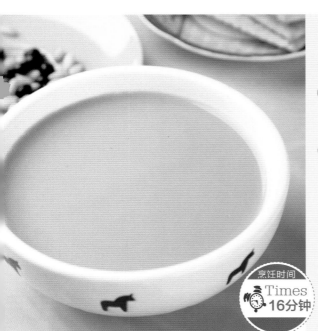

🕙 **Times 16分钟** 烹饪时间

能量计算 总热量约349.2千卡/蛋白质22.5克
脂肪22.8克/糖类20.9克

松仁黑豆豆浆

烹饪方法：煮　1人份

🍴 原 料

松仁20克，水发黑豆55克

🥄 做 法

1.将松仁、黑豆倒入大碗中，注入适量清水，用手搓洗干净；将松仁、黑豆倒入滤网，沥干水分，待用。2.把洗好的松仁倒入豆浆机中。3.倒入清洗干净的黑豆。4.注入适量清水，至水位线即可。5.盖上豆浆机机头，选择"五谷"程序，再选择"开始"键，开始打浆。6.待豆浆机运转约15分钟，即成豆浆。7.将豆浆机断电，取下机头，把煮好的豆浆倒入滤网，滤取豆浆；倒入碗中，撇去浮沫即可。

黄瓜胡萝卜汁

烹饪方法: 榨汁　📖 3人份

烹饪时间
Times
5 分钟

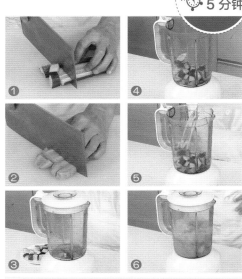

原 料

胡萝卜150克，黄瓜180克

做 法

1. 洗净的黄瓜切成条，再切成小块。
2. 将洗好的胡萝卜先切成条，再切成丁，备用。
3. 取榨汁机，选择搅拌刀座组合。
4. 倒入切好的胡萝卜、黄瓜。
5. 加入适量纯净水。
6. 选择"榨汁"功能，榨取果汁；将榨好的果汁倒入滤网中，过滤到杯中即可。

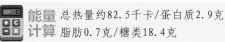

能量计算 总热量约82.5千卡/蛋白质2.9克
脂肪0.7克/糖类18.4克

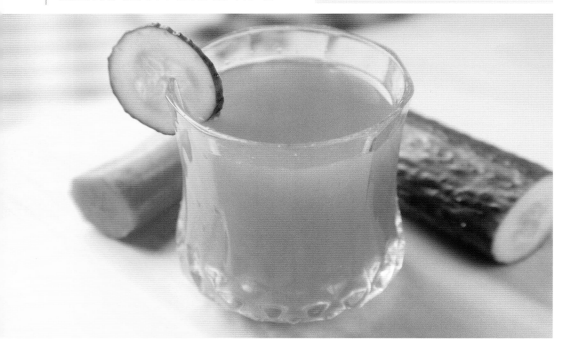

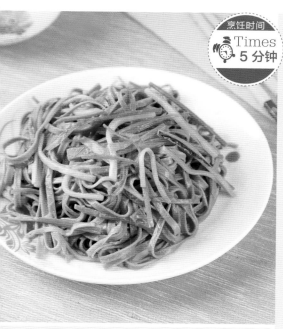

花生酱拌荞麦面

烹饪时间 Times 5分钟

烹饪方法: 拌 2人份

原料

荞麦面95克，黄瓜60克，胡萝卜50克，葱丝、花生酱各少许

调料

陈醋4毫升，生抽5毫升，芝麻油7毫升，盐、鸡粉各2克，白糖适量

做法

1.胡萝卜、黄瓜切成细丝。2.开水锅中，放入荞麦面，用大火煮约4分钟至其熟软；捞出，过凉开水，沥干。3.将面条装入碗中，放入胡萝卜、黄瓜，放入备好的葱丝，搅拌均匀。4.取小碗，倒入花生酱、盐、生抽、鸡粉，加入白糖，淋入陈醋、芝麻油，搅匀，调成味汁。5.将味汁浇到拌好的荞麦面上，搅拌均匀至其入味，装盘即可。

能量计算 总热量约350.8千卡/蛋白质12.4克 脂肪0.2克/糖类74.5克

菠菜拌魔芋

烹饪方法: 拌 3人份

原料

魔芋200克，菠菜180克，枸杞15克，熟芝麻、蒜末各少许

调料

盐3克，鸡粉2克，生抽5毫升，芝麻油、食用油各适量

做法

1.魔芋切小方块，菠菜切段；开水锅中，加盐、鸡粉，倒入魔芋块，煮至食材熟软后捞出。2.沸水锅中再注入食用油，倒入菠菜，煮至断生后捞出，沥干。3.碗中倒入煮熟的魔芋块、焯好的菠菜，再倒入枸杞，撒上蒜末。4.淋入生抽，加鸡粉、盐、芝麻油，搅至食材入味，盛出，撒上熟芝麻即成。

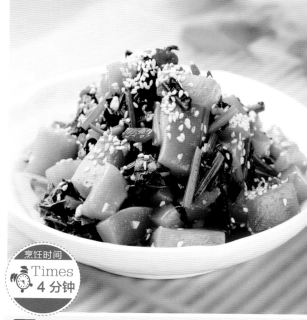

烹饪时间 Times 4分钟

能量计算 总热量约155.9千卡/蛋白质15.9克 脂肪0.9克/糖类175.3克

彩椒木耳烧花菜

烹饪方法: 炒　　👤 2人份

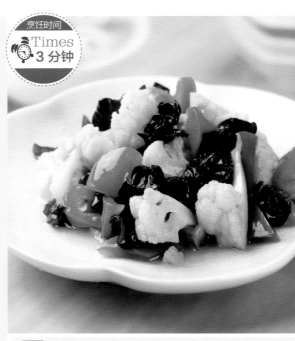

原料
花菜130克, 彩椒70克, 水发木耳40克, 姜片、葱段各少许

调料
盐、鸡粉各3克, 蚝油5克, 料酒4毫升, 水淀粉、食用油各适量

做法
1. 木耳、彩椒切小块, 花菜切小朵。2. 开水锅中, 加盐、鸡粉, 倒入木耳块, 略煮。3. 放入花菜, 煮1分30秒, 再放入彩椒块, 煮至断生后捞出。4. 用油起锅, 放姜片、葱段, 爆香, 倒入焯过水的食材, 淋入料酒, 炒匀。5. 加鸡粉、盐、蚝油, 炒匀, 倒入水淀粉, 炒至食材熟透; 盛出食材, 装盘即成。

能量计算　总热量约126.5千卡/蛋白质8.5克　脂肪1克/糖类36.7克

胡萝卜鹌鹑汤

烹饪方法: 煮　　👤 3人份

原料
鹌鹑肉200克, 胡萝卜120克, 猪瘦肉70克, 姜片、葱花各少许

调料
盐、鸡粉各2克, 料酒5毫升

做法
1. 去皮的胡萝卜切滚刀块, 猪瘦肉切丁, 鹌鹑肉切小块。2. 锅中注水烧开, 放入鹌鹑肉、瘦肉、料酒, 大火汆煮约1分钟, 捞出沥干。3. 砂锅中注水烧开, 倒入鹌鹑肉、瘦肉、姜片、胡萝卜块、料酒, 拌匀提味; 煮沸后用小火煲煮约40分钟, 至食材熟透。4. 加入盐、鸡粉, 拌匀, 转中火续煮片刻, 至汤汁入味; 盛出, 撒上葱花即成。

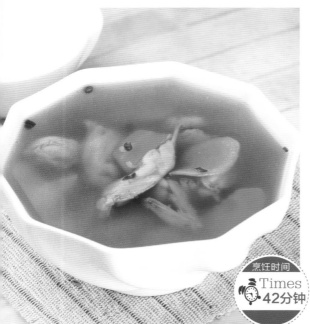

能量计算　总热量约364.5千卡/蛋白质55.8克　脂肪10.8克/糖类12克

蒜泥蒸茄子

烹饪方法：蒸
3人份

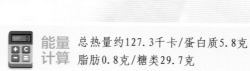

烹饪时间
Times
11分钟

原料

茄子300克，彩椒40克，蒜末45克，香菜、葱花各少许

调料

生抽5毫升，陈醋5毫升，鸡粉2克，盐2克，芝麻油2毫升，食用油适量

能量计算　总热量约127.3千卡/蛋白质5.8克
脂肪0.8克/糖类29.7克

做法

1.彩椒切粒；茄子去皮，切上网格花刀，放盘中摆放整齐。

2.把备好的蒜末、葱花放入碗中，淋入适量生抽、陈醋，加少许鸡粉、盐、芝麻油，拌匀成味汁。

3.把味汁浇在茄子上，放上彩椒粒；把加工好的茄子放入烧开的蒸锅中；用大火蒸10分钟，撒上葱花。

4.浇上少许热油，放上香菜点缀即可。

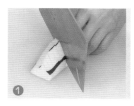 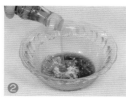 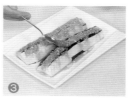 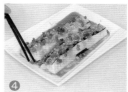

猴头菇玉米排骨汤

烹饪方法: 炖 　4人份

烹饪时间
Times
41分钟

原料

水发猴头菇70克，玉米棒120克，排骨300克，葱条、姜片各少许

调料

盐2克，鸡粉2克，料酒5毫升

做法

1. 洗好的猴头菇切成小块。
2. 开水锅中，放入洗净的排骨，加入姜片、葱条；淋入料酒，搅匀，煮至沸。
3. 撇去浮沫，再余煮片刻，放入猴头菇，拌匀，煮至沸；捞出，沥干。
4. 砂锅中倒入适量清水烧开，倒入焯过水的食材，加入洗净的玉米棒。
5. 烧开后用小火炖40分钟，至食材熟透。
6. 加入鸡粉、盐，搅拌均匀至食材入味，装碗即成。

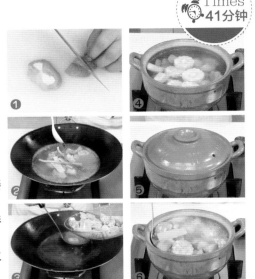

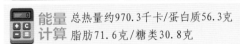

能量计算 总热量约970.3千卡/蛋白质56.3克 脂肪71.6克/糖类30.8克

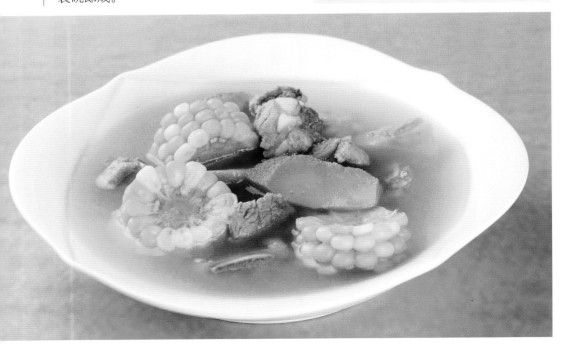

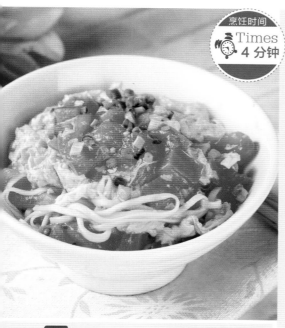

西红柿鸡蛋打卤面

Times 4 分钟

烹饪方法：煮　👥 1人份

🥚 原 料

面条80克，西红柿60克，鸡蛋1个，蒜末、葱花各少许

🧂 调 料

盐、鸡粉各2克，番茄酱6毫升，水淀粉、食用油各适量

🥄 做 法

1. 西红柿切小块，鸡蛋打入碗中，调成蛋液。2. 开水锅中，加入食用油、面条，略煮，捞出。3. 用油起锅，倒入蛋液，炒匀，呈蛋花状，把蛋花盛入碗中，待用。4. 锅底留油烧热，倒入蒜末，爆香，放入西红柿，炒匀，倒入蛋花，炒散。5. 注入清水，加入番茄酱、盐、鸡粉，倒入水淀粉勾芡；取面条，盛入锅中的材料，点缀上葱花即可。

能量 计算　总热量约325千卡/蛋白质15.2克　脂肪5.9克/糖类53.6克

杏鲍菇扣西蓝花

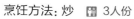

烹饪方法：炒　👥 3人份

🥚 原 料

杏鲍菇120克，西蓝花300克，白芝麻、姜片、葱段各少许

🧂 调 料

盐5克，鸡粉2克，蚝油8克，陈醋6毫升，生抽5毫升，料酒10毫升，水淀粉5毫升，食用油适量

🥄 做 法

1. 杏鲍菇切片，西蓝花切小块。2. 开水锅，加油、盐、西蓝花，略煮，捞出；沸水锅中加杏鲍菇、料酒，略煮，捞出。3. 用油起锅，放姜、葱、杏鲍菇，炒匀。4. 淋入料酒、生抽、蚝油、水、盐、鸡粉、陈醋，炒匀。5. 倒入水淀粉，盛出，放入装西蓝花的盘中，撒上白芝麻即可。

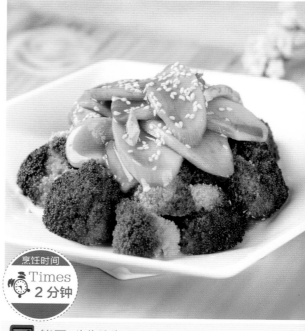

Times 2 分钟

能量 计算　总热量约136.2千卡/蛋白质13.9克　脂肪1.9克/糖类22.9克

肉末蒸丝瓜

烹饪方法：蒸　2人份

原 料

肉末80克，丝瓜150克，葱花少许

调 料

盐、鸡粉、老抽各少许，生抽、料酒各2毫升，水淀粉、食用油各适量

做 法

1. 去皮的丝瓜切成棋子状的小段，备用。
2. 用油起锅，倒入肉末，翻炒匀，至肉质变色；淋入料酒，炒香、炒透。
3. 倒入生抽、老抽，炒匀上色；加鸡粉、盐，炒匀调味；倒入适量水淀粉，炒匀，制成酱料。
4. 蒸盘中摆好丝瓜，再放上酱料，铺匀。
5. 蒸锅中加水，上火烧开，放入装有丝瓜段的蒸盘，用大火蒸约5分钟。
6. 取出蒸好的食材；趁热撒上葱花，浇上热油即成。

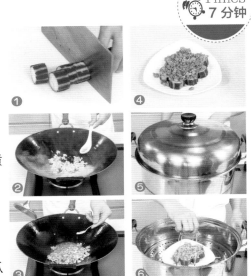

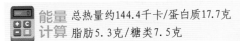

能量计算　总热量约144.4千卡/蛋白质17.7克
脂肪5.3克/糖类7.5克

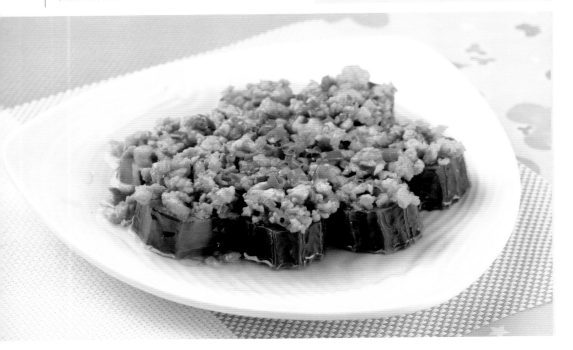

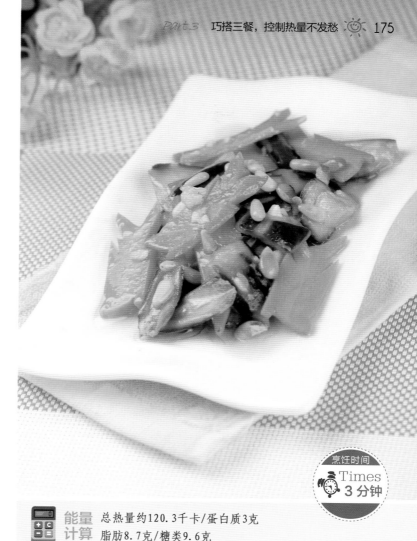

烹饪方法：炒

一人份

松子炒丝瓜

烹饪时间
Times
3分钟

原料

胡萝卜片50克，丝瓜90克，松仁12克，姜末、蒜末各少许

调料

盐2克，鸡粉、水淀粉、食用油各适量

能量计算　总热量约120.3千卡/蛋白质3克
脂肪8.7克/糖类9.6克

做法

1. 洗净的丝瓜切小块。
2. 开水锅中加入食用油，放入胡萝卜片，煮约半分钟；倒入丝瓜，煮至断生，捞出焯好的丝瓜，沥干水分，待用。
3. 用油起锅，倒入姜末、蒜末，爆香；倒入胡萝卜和丝瓜，拌炒一会儿。
4. 加入适量盐、鸡粉，快速炒匀至全部食材入味；再倒入少许水淀粉，炒匀；将炒好的菜肴盛入盘中，撒上松仁即可。

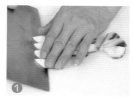
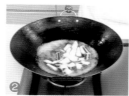
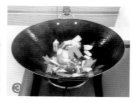
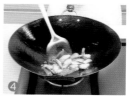

西红柿炒洋葱

烹饪方法: 炒　　1人份

🥘 **原 料**

西红柿100克，洋葱40克，蒜末、葱段各少许

🍶 **调 料**

盐2克，鸡粉、水淀粉、食用油各适量

🍳 **做 法**

1.西红柿先对半切开，再切成小块；洋葱切成小片。2.用油起锅，倒入蒜末，放入洋葱片，快速炒出香味，倒入切好的西红柿，炒至其析出水分。3.加盐，炒匀，再放入适量鸡粉，炒至食材断生，倒入少许水淀粉。4.快速翻炒至食材熟软；盛出炒好的食材，装盘，撒上葱段即成。

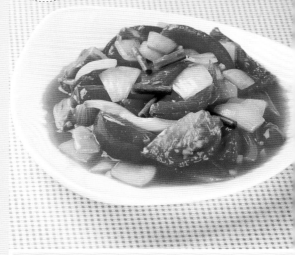

能量 计算 总热量约34.6千卡/蛋白质1.3克 脂肪0.3克/糖类7.6克

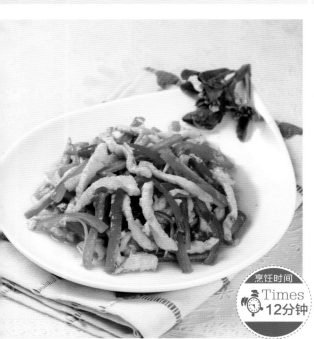

能量 计算 总热量约220.2千卡/蛋白质30.2克 脂肪7.8克/糖类9.2克

青椒炒鸡丝

烹饪方法: 炒　　2人份

🥘 **原 料**

鸡胸肉150克，青椒55克，红椒25克，姜丝、蒜末各少许

🍶 **调 料**

盐2克，鸡粉3克，豆瓣酱5克，料酒、水淀粉、食用油各适量

🍳 **做 法**

1.红椒、青椒、鸡胸肉切丝；鸡肉中，放入盐、鸡粉、水淀粉、食用油，腌渍至入味。2.开水锅中，加入食用油、红椒、青椒，煮至七成熟，捞出。3.用油起锅，放入姜、蒜，爆香；倒入鸡肉丝，翻炒至其变色。4.放入青椒、红椒，拌炒匀；加入豆瓣酱、盐、鸡粉、料酒；将锅中食材炒匀，盛出即可。

清炖鲢鱼

烹饪方法: 炖　　3人份

原料

鲢鱼肉320克，姜片、葱段、葱花各适量

调料

盐2克，料酒4毫升，食用油适量

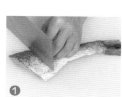
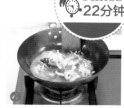

做法

1.处理干净的鲢鱼肉切成块状，待用。

2.鲢鱼肉装入碗中，加入适量盐、料酒，搅拌，腌渍约10分钟至其入味，备用。

3.锅置火上，倒入少许食用油烧热，放入腌渍好的鱼块，用小火煎出香味。

4.煎至两面断生，放入姜片、葱段，注入适量清水。

5.烧开后用小火炖约10分钟。

6.加入少许盐，搅匀；关火后盛出，装盘，撒上葱花即可。

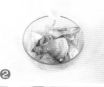
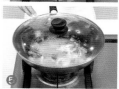
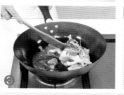
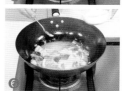

能量计算 总热量约332.8千卡/蛋白质56.9克
脂肪11.5克/糖类0.1克

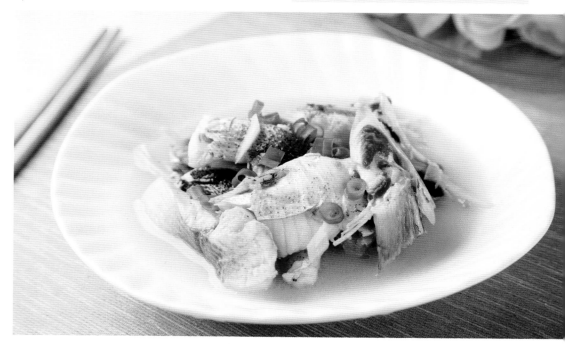

三文鱼金针菇卷

烹饪方法：煎　　2人份

原 料

三文鱼160克，金针菇65克，菜心50克，蛋清30克

调 料

盐3克，胡椒粉2克，生粉、食用油各适量

做 法

1. 洗净的菜心根部划十字刀。
2. 三文鱼切片，加盐、胡椒粉，腌渍15分钟。
3. 开水锅中放入菜心，煮至断生，加食用油、盐，略煮片刻；捞出，沥干，装盘。
4. 取蛋清，加入生粉，制成蛋液；铺平鱼肉片，抹上蛋液，再放入金针菇；卷成卷，用蛋液涂抹封口，制成鱼卷生坯。
5. 煎锅置于火上，放入食用油、鱼卷。
6. 小火煎出香味，翻动鱼卷，煎至熟透；盛出鱼卷，摆放在菜心上即可。

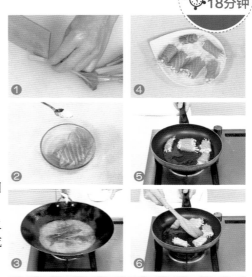

能量计算　总热量约264.3千卡/蛋白质33.5克
脂肪13克/糖类5.8克

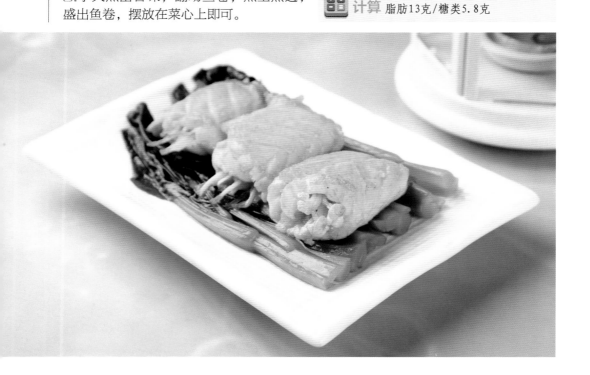

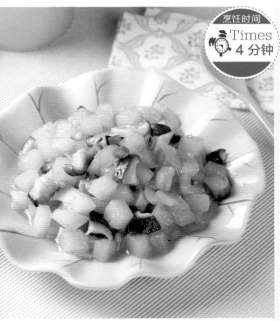

烹饪时间 Times 4分钟

冬瓜烧香菇

烹饪方法：炒 2人份

原料

冬瓜200克，鲜香菇45克，姜片、葱段、蒜末各少许

调料

盐2克，鸡粉2克，蚝油5克，食用油适量

做法

1.冬瓜切成丁；香菇切小块，备用。2.锅中注水烧开，加食用油、盐，倒入冬瓜，煮约1分钟；再倒入香菇，煮约半分钟，捞出。3.炒锅注油烧热，放入姜片、葱段、蒜末，爆香；倒入食材，快炒。4.加入清水、盐、鸡粉、蚝油，用中火煮至食材入味，转大火收汁，倒入适量水淀粉。5.快速翻炒均匀，使食材更入味；盛出炒好的菜肴即可。

能量计算 总热量约30.6千卡/蛋白质1.8克 脂肪0.5克/糖类7.5克

白萝卜肉丝汤

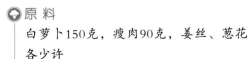

烹饪方法：煮 2人份

原料

白萝卜150克，瘦肉90克，姜丝、葱花各少许

调料

盐2克，鸡粉2克，水淀粉、食用油各适量

做法

1.将白萝卜切丝；瘦肉切丝，装入碗中，加盐、鸡粉、水淀粉、食用油，抓匀，腌渍至入味。2.用油起锅，放入姜丝，爆香；放入切好的白萝卜丝，翻炒均匀。3.倒入适量清水，加入盐、鸡粉，拌匀调味；煮沸后用中火煮2分钟至熟。4.放入肉丝，搅散，煮1分钟，至食材熟透；把煮好的汤料盛出，装入碗中，撒入葱花即可。

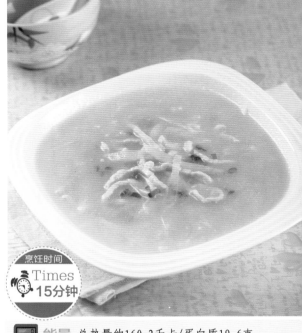

烹饪时间 Times 15分钟

能量计算 总热量约160.2千卡/蛋白质19.6克 脂肪5.7克/糖类8.8克

2000～2100千卡一周带量食谱

周一	早餐	玉米饼（玉米粉30克、面粉40克），炒空心菜（空心菜100克），菠萝柠檬汁（菠萝50克、柠檬50克）
	午餐	米饭（大米140克），青椒炒茄子（青椒50克、茄子50克），芦荟炒鸡丁（芦荟50克、鸡胸肉50克、红椒50克）
	下午加餐	牛奶100毫升
	晚餐	馒头（面粉140克），干煸圆白菜（圆白菜100克），苦瓜冬菇山药排骨汤（苦瓜50克、排骨60克、山药50克、香菇50克）
	睡前加餐	橘子100克
周二	早餐	葱花卷（葱10克、面粉50克），草莓50克，燕麦芝麻豆浆（燕麦10克、黑芝麻5克、黄豆10克）
	午餐	燕麦米饭（燕麦20克、大米120克），小白菜汤（小白菜100克），葫芦瓜玉米排骨汤（排骨段60克、葫芦瓜100克、玉米棒50克）
	下午加餐	酸奶100毫升
	晚餐	馒头片（面粉140克），手撕包菜（包菜100克），蒜薹木耳炒肉丝（蒜薹50克、猪瘦肉50克、彩椒25克、木耳25克）
	睡前加餐	苹果1个
周三	早餐	牛奶150毫升，草莓60克，豆渣鸡蛋饼（豆渣60克、鸡蛋1个）
	午餐	小米饭（小米40克、大米100克），草鱼丝瓜片（草鱼40克、丝瓜100克），芥菜瘦肉豆腐汤（芥菜100克、豆腐100克、猪瘦肉40克）
	晚餐	燕麦饭（燕麦40克、大米100克），家常蒸带鱼（带鱼80克、紫苏100克），蚝油茼蒿（茼蒿100克、蚝油10克）
	睡前加餐	酸奶100毫升

周四	早餐	千层饼（面粉70克），豆浆400毫升，菠菜拌胡萝卜（菠菜50克、胡萝卜50克）
	午餐	燕麦饭（燕麦20克、大米120克），冬瓜排骨汤（冬瓜100克、排骨50克），黑木耳腐竹拌黄瓜（黑木耳30克、腐竹50克、黄瓜50克、彩椒50克）
	下午加餐	烧饼50克
	晚餐	薏米饭（薏米20克、大米120克），杏鲍菇炒玉米（杏鲍菇100克、玉米30克），海藻海带瘦肉汤（海藻100克、海带30克、猪瘦肉50克）
	睡前加餐	牛奶100毫升
周五	早餐	馒头（面粉70克），紫甘蓝拌杂菜（苦菊20克、生菜20克、圣女果50克、黄瓜20克、樱桃萝卜20克、紫甘蓝20克、洋葱20克）
	午餐	米饭（大米140克），西葫芦炒肉（西葫芦100克、瘦肉50克），素炒香菇芹菜（西芹25克、彩椒25克、鲜香菇25克、胡萝卜25克）
	下午加餐	全麦面包片50克
	晚餐	玉米饭（小白菜50克、玉米20克、燕麦20克、大米80克），蒜末空心菜（空心菜100克），芋头海带鱼丸汤（芋头50克、鱼肉50克、海带丝50克）
周六	早餐	燕麦糙米豆浆（燕麦20克、糙米20克、黄豆10克），草莓50克，醋拌莴笋萝卜丝（莴笋50克、萝卜50克）
	午餐	大米饭（大米140克），紫菜黄瓜条（紫菜50克、黄瓜100克），清蒸鳕鱼（鳕鱼100克）
	晚餐	松子玉米炒饭（松子10克、玉米20克、大米140克），清炒芹菜（芹菜100克），草菇花菜炒肉丝（花菜50克、草菇50克、彩椒20克、瘦肉50克）
	睡前加餐	酸奶100毫升
周日	早餐	鸡蛋饼（鸡蛋1个、面粉50克），拌海带丝（海带100克），绿豆薏米豆浆（绿豆10克、薏米10克）
	午餐	小米饭（小米50克、大米90克），玉米胡萝卜汤（玉米20克、胡萝卜100克），西芹炒虾仁（西芹50克、红椒50克、虾仁60克）
	晚餐	米饭（大米140克），扁豆芥菜汤（扁豆50克、芥菜50克），清蒸红汤鸡翅（鸡翅60克、上海青50克、鲜香菇50克、高汤40毫升）
	睡前加餐	草莓50克

燕麦芝麻豆浆

烹饪方法：煮　　1人份

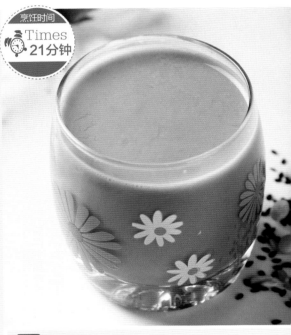

烹饪时间
Times
21分钟

原料

燕麦、黑芝麻各30克，水发黄豆55克

做法

1.将燕麦倒入碗中，放入已浸泡8小时的黄豆；加入适量清水，用手搓洗干净。2.将黄豆、燕麦倒入滤网，沥干水分。3.将黄豆、燕麦倒入豆浆机中，放入黑芝麻，注入适量清水，至水位线即可。4.盖上豆浆机机头，选择"五谷"程序，开始打浆；待豆浆机运转约20分钟，即成豆浆。5.把煮好的豆浆倒入滤网，滤取豆浆；倒入杯中，待稍微放凉后即可饮用。

能量
计算　总热量约466.8千卡/蛋白质29.4克
脂肪24.6克/糖类46.1克

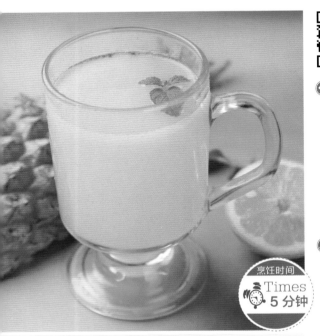

菠萝柠檬汁

烹饪方法：榨汁　　2人份

原料

菠萝肉300克，柠檬少许

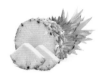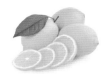

做法

1.菠萝肉切块，切条，再切成小块；洗净的柠檬切条，再切成小块。2.取榨汁机，选择搅拌刀座组合，倒入切好的菠萝和柠檬，加入适量纯净水，盖上盖子。3.选择"榨汁"功能，榨取果汁；断电后揭盖，将果汁滤入杯中即可。

烹饪时间
Times
5分钟

能量
计算　总热量约123千卡/蛋白质1.5克
脂肪0.3克/糖类32.4克

豆渣鸡蛋饼

烹饪方法：煎　　1人份

原 料

豆渣80克，鸡蛋2个，葱花少许

调 料

盐、鸡粉各2克，食用油适量

做 法

1.煎锅置于火上，倒入少许食用油，放入豆渣，炒至熟透，盛出豆渣，备用。2.取一碗，打入鸡蛋，加盐、鸡粉、豆渣，撒上葱花，拌匀。3.用油起锅，倒入拌好的食材，炒匀，盛出，装入余下的食材中，拌匀。4.煎锅上火烧开，倒入食用油烧热，倒入混合好的食材，摊开，铺匀，用小火煎至两面熟透。5.盛出煎好的豆渣鸡蛋饼，切成小块，装盘即可食用。

烹饪时间 Times 5分钟

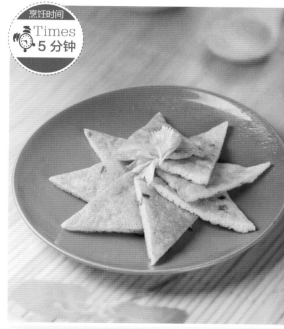

能量计算　总热量约244千卡/蛋白质19.8克
脂肪13.4克/糖类11.1克

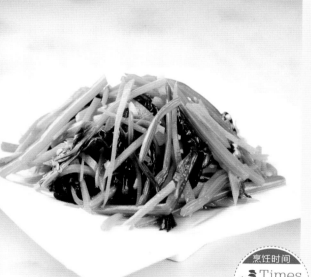

烹饪时间 Times 3分钟

能量计算　总热量约79.5千卡/蛋白质6.1克
脂肪6.8克/糖类16.5克

菠菜拌胡萝卜

烹饪方法：拌　　2人份

原 料

胡萝卜85克，菠菜200克，蒜末、葱花各少许

调 料

盐3克，鸡粉2克，生抽6毫升，芝麻油2克，食用油少许

做 法

1.胡萝卜切丝，菠菜切去根部，切段。2.开水锅中，加少许食用油、盐，倒入胡萝卜丝，用大火煮约1分钟。3.倒入菠菜，拌匀，煮至熟软；捞出，沥干水分，待用。4.沥干水的食材装入碗中，撒上蒜末、葱花，加盐、鸡粉、生抽和芝麻油，搅至食材入味。5.取一个干净的盘子，盛入拌好的食材，摆好即成。

绿豆薏米豆浆

烹饪方法: 煮　　🈯 1人份

烹饪时间
Times
16分钟

原 料

水发绿豆60克，薏米少许

做 法

1. 将泡了4小时的绿豆、薏米倒入碗中，注入适量的清水，搓洗干净。
2. 把洗好的绿豆倒入滤网，沥干水分。
3. 将洗净的食材倒入豆浆机中。
4. 注入适量清水，至水位线即可。
5. 盖上豆浆机，选择"五谷"程序，开始打浆；待豆浆机运转15分钟，即成豆浆。
6. 将豆浆机断电，取下机头；把煮好的豆浆倒入滤网，滤取豆浆；将滤好的豆浆倒入杯中即可。

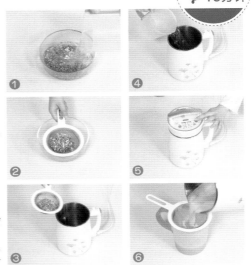

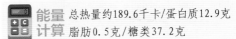

能量计算　总热量约189.6千卡/蛋白质12.9克　脂肪0.5克/糖类37.2克

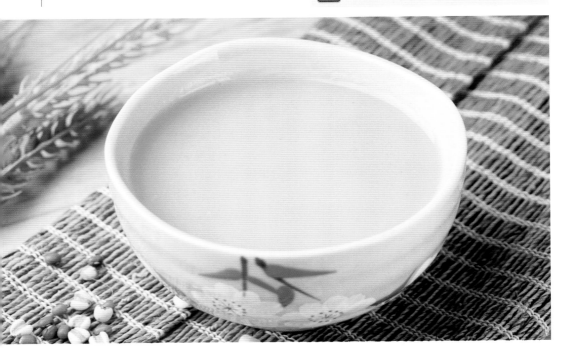

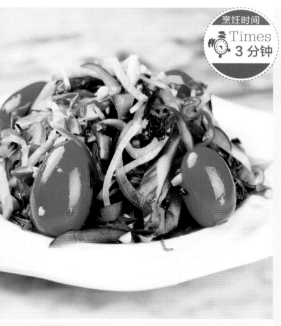

紫甘蓝拌杂菜

烹饪时间 Times 3分钟

烹饪方法：拌　🧍 2人份

🍲 原 料

苦菊、生菜、黄瓜各100克，圣女果、樱桃萝卜各90克，紫甘蓝85克，洋葱70克，蒜末少许

🧂 调 料

盐、鸡粉各2克，生抽5毫升，陈醋10毫升，芝麻油、食用油各适量

🔪 做 法

1.樱桃萝卜、黄瓜、洋葱、紫甘蓝、生菜切丝，苦菊切小段。2.开水锅中淋入食用油；倒入紫甘蓝、樱桃萝卜、洋葱，搅匀。3.再放苦菊、黄瓜、生菜，拌匀；倒入圣女果，煮至食材熟软后捞出。4.把焯煮好的食材装入碗中；撒上蒜末，加入盐、鸡粉。5.淋入生抽、芝麻油，倒入陈醋；搅拌至食材入味，装盘。

能量　总热量约112.9千卡/蛋白质5.7克
计算　脂肪1.2克/糖类26.6克

醋拌莴笋萝卜丝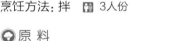

烹饪方法：拌　🧍 3人份

🍲 原 料

莴笋140克，白萝卜200克，蒜末、葱花各少许

🧂 调 料

盐3克，鸡粉2克，陈醋5毫升，食用油适量

🔪 做 法

1.去皮的白萝卜切细丝；去皮的莴笋切成细丝。2.开水锅中，放入少许盐、食用油；倒入白萝卜丝、莴笋丝，搅匀，略煮；捞出，沥干。3.将焯煮好的食材放在碗中；撒上蒜末、葱花。4.加入盐、鸡粉，淋入陈醋；搅拌一会儿，至食材入味。5.取一个干净的盘子，放入拌好的食材，摆好即成。

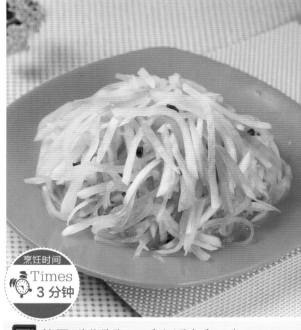

烹饪时间 Times 3分钟

能量　总热量约61.6千卡/蛋白质3.2克
计算　脂肪0.3克/糖类13.9克

葫芦瓜玉米排骨汤

烹饪方法：煮　4人份

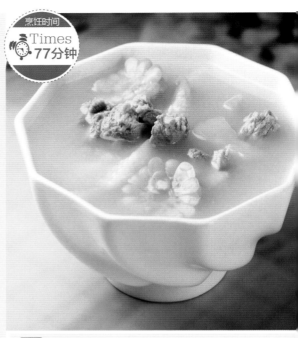

烹饪时间 Times 77分钟

原 料

排骨段200克，葫芦瓜200克，玉米棒200克，姜片少许

调 料

盐、鸡粉各2克，料酒12毫升

做 法

1.玉米棒切小段，葫芦瓜切小块。2.开水锅中，淋入少许料酒，放入洗净的排骨段，搅匀，煮一会儿；去血渍，捞出，沥干。3.砂锅注水烧开，倒入余过水的排骨段，撒入姜片，淋入料酒；倒入玉米棒，轻轻搅拌。4.煮沸后用小火煮约1小时，放入葫芦瓜，用小火续煮约15分钟。5.加少许盐、鸡粉，搅匀，续煮至汤汁入味，盛出，装碗即成。

能量计算　总热量约798千卡/蛋白质42.8克
脂肪48.8克/糖类54.0克

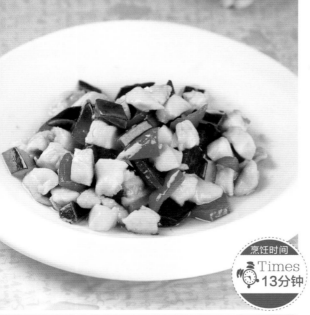

烹饪时间 Times 13分钟

能量计算　总热量约189.2千卡/蛋白质21.5克
脂肪6.5克/糖类16.6克

芦荟炒鸡丁

烹饪方法：炒　1人份

原 料

芦荟70克，鸡胸肉100克，红椒12克，姜末、蒜末、葱末各少许

调 料

盐2克，鸡粉2克，料酒2毫升，水淀粉3毫升，食用油适量

做 法

1.芦荟叶去刺，切小块，红椒切小块，鸡胸肉切丁；鸡肉丁装碗中，放入调料，腌渍入味。2.热锅注油，烧至四成热，倒入鸡肉丁，滑油至变色，捞出。3.锅底留油，倒入姜、蒜、葱，爆香；倒入芦荟、红椒；倒入鸡肉丁，炒匀。4.淋入适量料酒，再加入鸡粉、盐，炒匀，倒水淀粉，快速炒匀，装盘即可。

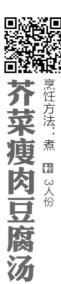

烹饪方法：煮 3人份

芥菜瘦肉豆腐汤

🥢 原 料

豆腐350克，芥菜70克，猪瘦肉80克

🥢 调 料

盐3克，鸡粉3克，胡椒粉、芝麻油、食用油各适量

烹饪时间
Times
14分钟

能量计算 总热量约407.7千卡/蛋白质45.9克
脂肪18.2克/糖类17.3克

🥢 做 法

1. 芥菜切小段，豆腐切成小块，猪瘦肉切薄片。

2. 瘦肉片装入碗中，加盐、鸡粉、水淀粉，拌匀上浆；倒入食用油，腌渍约10分钟。

3. 用油起锅，倒入芥菜段，炒至断生，注入适量清水，用大火煮至沸，倒入豆腐块，搅拌均匀。

4. 放入肉片，搅拌匀，煮至断生；加入鸡粉、盐，拌匀调味；撒上胡椒粉，淋入芝麻油，拌煮至入味；关火后盛出即可。

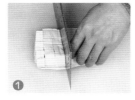
❶

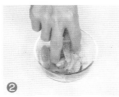
❷

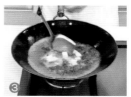
❸

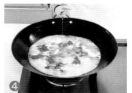
❹

素炒香菇芹菜

烹饪方法: 炒　👥 1人份

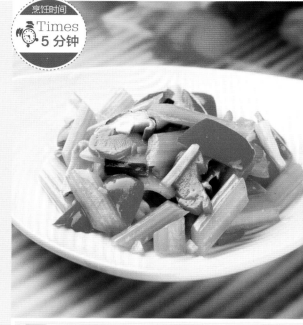

烹饪时间 Times 5分钟

原料

西芹95克，彩椒45克，鲜香菇30克，胡萝卜片、蒜末、葱段各少许

调料

盐3克，鸡粉、水淀粉、食用油各适量

做法

1.洗净的彩椒切块，香菇切粗丝，西芹切段。2.开水锅中加盐、食用油；放入胡萝卜片、香菇丝、西芹段、彩椒块，搅拌匀，煮至断生；捞出待用。3.用油起锅，放入蒜末、葱段，爆香，再倒入焯过水的食材，翻炒匀；加入盐、鸡粉，炒匀调味。4.倒入少许水淀粉；快速翻炒一会儿，至食材熟软、入味；关火后盛出，装入盘中即成。

能量计算 总热量约25.6千卡/蛋白质1.8克　脂肪0.3克/糖类9克

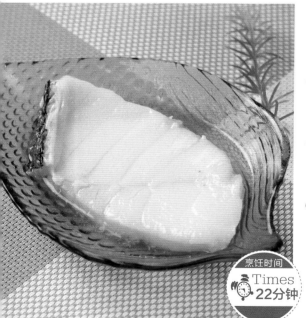

清蒸鳕鱼

烹饪方法: 蒸　👥 1人份

原料

鳕鱼块100克

调料

盐2克，料酒适量

做法

1.将洗净的鳕鱼块装入碗中。2.加入适量料酒，抓匀；放适量盐，抹匀，腌渍10分钟至入味。3.再将腌渍好的鳕鱼块装入蒸盘中，备用。4.蒸锅上火烧热，放入蒸盘，盖上锅盖，用大火蒸约10分钟至鳕鱼熟透。5.揭开锅盖，将蒸好的鳕鱼块取出，待稍微冷却后，即可食用。

烹饪时间 Times 22分钟

能量计算 总热量约88千卡/蛋白质20.4克　脂肪0.5克/糖类0.5克

烹饪方法：拌

2人份

黑木耳腐竹拌黄瓜

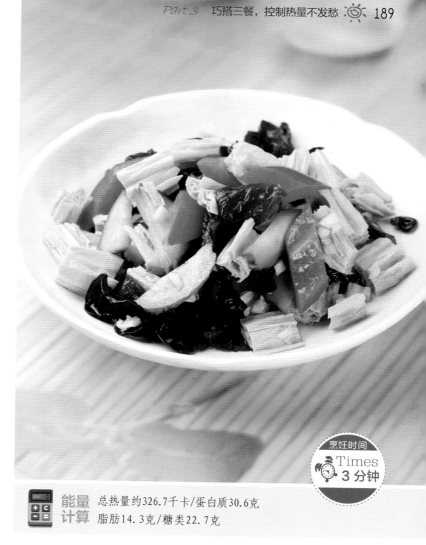

🐮 **原 料**

水发黑木耳40克，
水发腐竹80克，黄
瓜100克，彩椒50
克，蒜末少许

🥢 **调 料**

盐3克，鸡粉少许，
生抽4毫升，陈醋4
毫升，芝麻油2毫
升，食用油适量

烹饪时间

Times
3分钟

能量 总热量约326.7千卡/蛋白质30.6克
计算 脂肪14.3克/糖类22.7克

✅ **做 法**

1.泡发好的腐竹切成段；彩椒切小块；黄瓜切片；将洗好的木耳切成小块，备用。
2.锅中注水烧开，放入盐，倒入食用油；放入木耳、腐竹、彩椒、黄瓜，搅拌匀，煮
至沸，再煮1分钟。
3.捞出焯煮好的食材，沥干水分，待用；将焯过水的食材装入碗中，放入蒜末。
4.加入盐、鸡粉、生抽、陈醋、芝麻油；拌匀至入味，装入盘中即可。

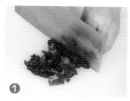
❶

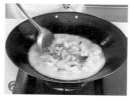
❷

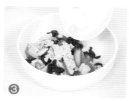
❸

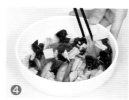
❹

西芹炒虾仁

烹饪方法：炒　　2人份

🍴 原　料

西芹150克，红椒10克，虾仁100克，姜片、葱段各少许

🧂 调　料

盐、鸡粉各2克，水淀粉、料酒、食用油各适量

🔪 做　法

1. 西芹、红椒切段；虾仁切开，去虾线。
2. 虾仁中放入盐、鸡粉、水淀粉，拌匀，腌渍约10分钟。
3. 锅中注水烧开，加盐、油、西芹，煮约半分钟；放入红椒，续煮约半分钟，捞出。
4. 沸水锅中倒入虾仁，氽至淡红色捞出。
5. 用油起锅，倒入姜片、葱段、虾仁、料酒，炒香。
6. 倒入西芹、红椒、盐、鸡粉，调味；倒入水淀粉勾芡，盛出，装盘即可。

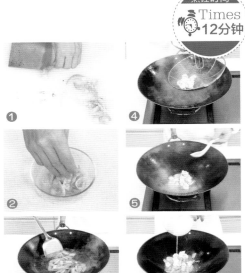

①②③④⑤⑥

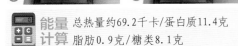

能量计算 总热量约69.2千卡/蛋白质11.4克
脂肪0.9克/糖类8.1克

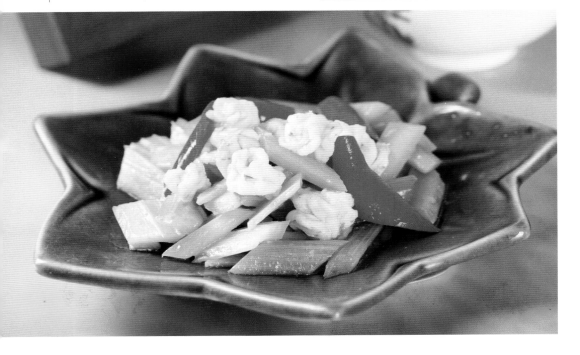

海藻海带瘦肉汤

烹饪方法：煮

👥 2人份

🌰 **原料**

水发海藻60克，
水发海带70克，
猪瘦肉85克，葱
花少许

🧂 **调料**

料酒4克，盐2
克，鸡粉2克，胡
椒粉少许

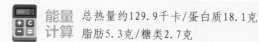

烹饪时间
Times
12分钟

🖩 **能量计算**　总热量约129.9千卡/蛋白质18.1克
脂肪5.3克/糖类2.7克

📝 **做法**

1. 海带切小块；猪瘦肉切薄片。
2. 把切好的肉片装入碗中，加入少许盐、水淀粉，拌匀；淋入少许料酒，拌匀，腌渍至入味，备用。
3. 开水锅中，倒入海带、海藻，拌匀，用大火煮至沸；放入肉片，拌匀，煮至熟透。
4. 加入少许盐、鸡粉，搅拌均匀；取一个汤碗，撒上少许胡椒粉，盛入锅中的材料，点缀上葱花即可。

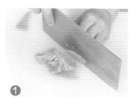 ❶
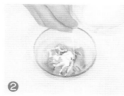 ❷
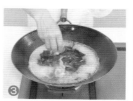 ❸
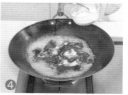 ❹

蒜薹木耳炒肉丝

烹饪方法: 炒　　4人份

原 料

蒜薹300克, 猪瘦肉200克, 彩椒50克, 水发木耳40克

调 料

盐3克, 鸡粉2克, 生抽6毫升, 水淀粉、食用油各适量

做 法

1.木耳切小块, 彩椒切粗丝, 蒜薹切段, 猪瘦肉切丝。2.肉丝中, 放入盐、鸡粉、水淀粉, 拌匀上浆, 再注入食用油, 腌渍约10分钟。3.蒜薹、木耳、彩椒倒入开水锅中, 煮至断生后捞出。4.用油起锅, 倒入肉丝、生抽、焯过水的食材, 炒至熟软, 加鸡粉、盐调味; 淋入水淀粉, 中火快炒, 盛出, 装盘。

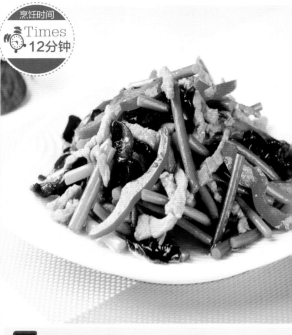

能量计算 总热量约560.5千卡/蛋白质52.1克 脂肪13.4克/糖类78.6克

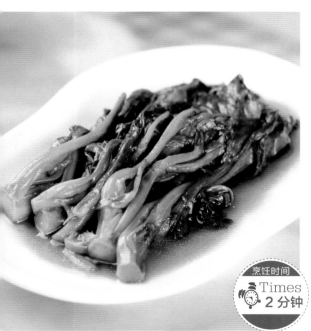

蚝油茼蒿

烹饪方法: 炒　　2人份

原 料

茼蒿300克, 蚝油30克

调 料

盐、鸡粉各少许, 水淀粉4毫升, 食用油适量

做 法

1.将备好的茼蒿清洗干净。2.锅中注入适量食用油烧热, 倒入洗净的茼蒿。3.翻炒片刻, 炒至变软。4.放入蚝油, 加入少许盐、鸡粉。5.翻炒均匀, 至茼蒿入味。6.淋入适量水淀粉, 快速翻炒均匀。7.关火, 盛出炒好的蚝油茼蒿, 装入盘中即可。

能量计算 总热量约98.4千卡/蛋白质6.6克 脂肪0.9克/糖类19.6克

清蒸红汤鸡翅

烹饪方法: 蒸　👨 3人份

🥘 原 料

鸡翅300克，上海青20克，鲜香菇15克，高汤200毫升，姜片、葱段各少许

🧂 调 料

盐2克，鸡粉2克，料酒5毫升，生抽4毫升，食用油适量

🍴 做 法

1.香菇切成条；洗好的上海青对半切开。

2.将老抽、料酒加入到鸡翅里，拌匀，腌渍10分钟至其入味。

3.热锅注油，烧至六成热；放入鸡翅，炸至金黄色，将鸡翅捞出，沥干油。

4.取一蒸碗，放入香菇、鸡翅、姜片、葱段，倒入高汤、生抽、盐、鸡粉、料酒。

5.蒸锅上火烧开，放入蒸碗，用大火蒸1小时至食材熟透。

6.放入上海青，续蒸10分钟，取出即可。

烹饪时间
Times
80分钟

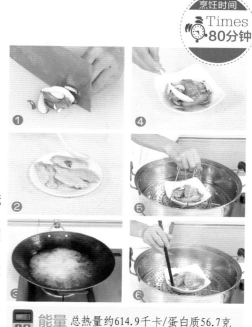

① ④
② ⑤
③ ⑥

能量　总热量约614.9千卡/蛋白质56.7克
计算　脂肪36.4克/糖类16.2克

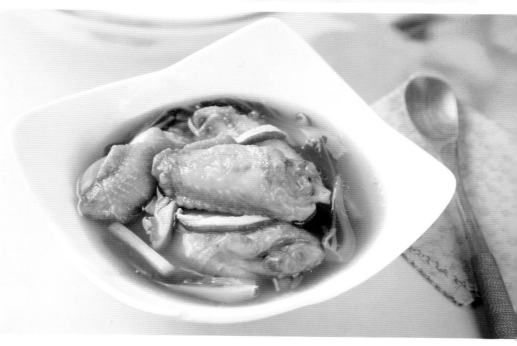

苦瓜冬菇山药排骨汤

烹饪方法: 炖　　👥 2人份

烹饪时间 Times 130分钟

🎣 原 料

排骨块180克，苦瓜块60克，山药片30克，水发香菇30克，姜片少许，高汤适量

🥢 调 料

盐2克

🖌 做 法

1.开水锅中，倒入洗净的排骨块，搅拌均匀，煮约2分钟，余去血水，捞出。

2.将排骨过一下冷水，装盘备用。

3.砂锅中注入适量高汤烧开，倒入备好的香菇、山药、苦瓜、姜片。

4.放入余过水的排骨，搅拌均匀。

5.盖上盖，烧开后转小火炖1~3小时。

6.揭开盖，加入盐；拌匀调味；盛出炖煮好的汤料，装入碗中即可。

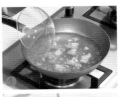
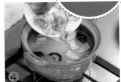
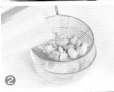
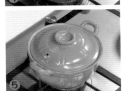
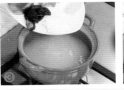
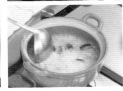

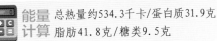

能量计算　总热量约534.3千卡/蛋白质31.9克　脂肪41.8克/糖类9.5克

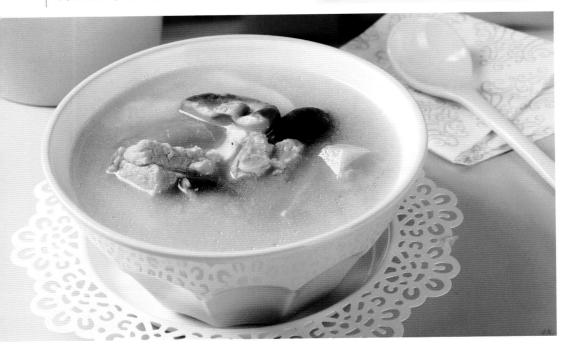

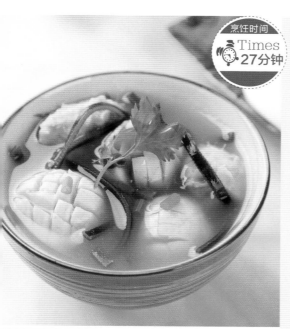

烹饪时间 Times 27分钟

芋头海带鱼丸汤

烹饪方法：煮　3人份

原料

芋头120克，鱼肉丸160克，水发海带丝110克，姜片、葱花各少许

调料

盐、鸡粉各少许，料酒4毫升

做法

1.将去皮洗净的芋头切丁，鱼丸切上十字花刀，备用。2.砂锅中注水烧开，倒入切好的芋头，拌匀；烧开后用小火煮约15分钟，至食材断生。3.倒入切好的鱼丸，放入洗净的海带丝，淋入适量料酒，撒上备好的姜片，搅拌均匀。4.用中小火续煮约10分钟至食材熟透；加入少许盐、鸡粉，拌匀调味。5.关火后，盛出煮好的鱼丸汤，装入碗中，点缀上葱花即成。

能量计算 总热量约279.2千卡/蛋白质21.7克　脂肪2.4克/糖类44.4克

草菇花菜炒肉丝

烹饪方法：炒　3人份

原料

草菇70克，彩椒20克，花菜180克，猪瘦肉240克，姜片、蒜末、葱段各少许

调料

盐3克，生抽4毫升，料酒8毫升，蚝油、水淀粉、食用油各适量

做法

1.草菇对半切开，彩椒切粗丝，花菜切小朵，猪瘦肉切细丝。2.瘦肉中加料酒、盐、水淀粉、食用油，腌渍入味。3.开水锅中加入盐、料酒、草菇，去除涩味；放入花菜、彩椒，略煮，捞出。4.用油起锅，倒入肉丝、姜、蒜、葱，炒香。5.倒入焯过水的食材、盐、生抽、料酒、蚝油、水淀粉，炒匀，盛出。

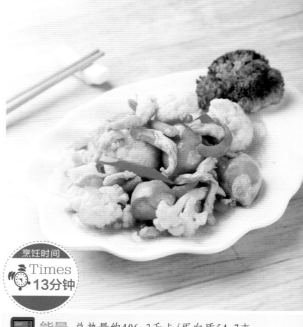

烹饪时间 Times 13分钟

能量计算 总热量约406.3千卡/蛋白质54.7克　脂肪15.4克/糖类16.2克

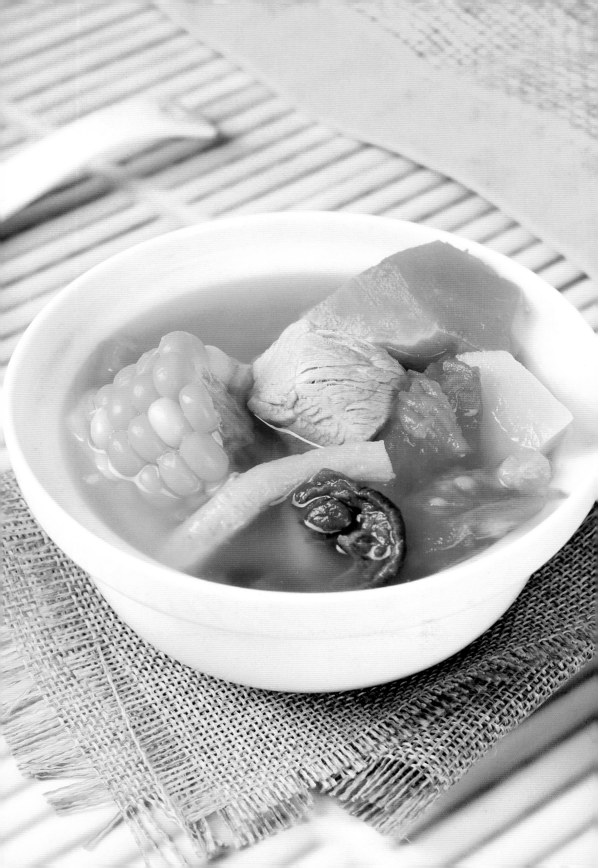

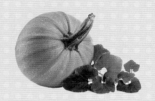

对症调养，
15种糖尿病并发症
的膳食巧安排

Part **4**

科学合理的饮食除了能保证机体的正常运转，还可以纠正已经发生的代谢紊乱，减轻胰岛 β 细胞的负荷，帮助糖尿病患者维持血糖稳定，同时预防并发症的发生或控制其发展。本章重点介绍15种糖尿病并发症，分别解析其基本概念、饮食调养原则以及宜吃食物，并推荐相应的对症调养食谱。通过这一系列的对症疗法，不但可以增强体质，而且还有治疗疾病、延缓病情发展的作用，能够为糖尿病患者防治并发症提供一条切实可行的有效途径。

糖尿病并发冠心病

糖尿病患者并发冠心病是糖尿病远期并发症之一。血液中低密度脂蛋白胆固醇增加、高密度脂蛋白减少、糖化血红蛋白升高以及血压升高被认为是糖尿病并发冠心病的主要因素。

饮食原则

1.宜以低糖类、低脂肪、低胆固醇、高蛋白、高纤维素的饮食为主。
2.可选择富含维生素C、维生素E的绿色蔬菜及含糖低的水果。
3.限制食盐量。每日饮食中钠盐的摄入量以低于3克为宜，咸菜、榨菜、酱豆腐等过咸食物以少吃、不吃为佳。
4.忌食辛辣调味品，严禁吸烟、饮酒，不喝浓茶、咖啡等。

宜吃食物

燕麦、黑米、大豆、草莓、冬瓜、鳕鱼、菠菜、香菇、慈姑、紫菜、枸杞等。

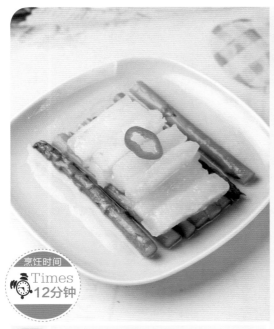

烹饪时间
Times
12分钟

能量　总热量约57.3千卡/蛋白质5.3克
计算　脂肪1.2克/糖类9.3克

芦笋扒冬瓜

烹饪方法: 炒　　2人份

原料

冬瓜肉140克，芦笋100克，高汤180毫升

调料

盐2克，鸡粉2克，食用油适量

做法

1.洗净去皮的冬瓜，切成条形；芦笋切长段备用。2.用油起锅，放芦笋炒匀；倒入冬瓜，炒匀后加入高汤，炒匀。3.加盐、鸡粉炒匀调味，烧开后用小火焖煮约10分钟，拣出芦笋，摆入盘中。4.锅中淋少许淀粉，翻炒匀；关火后盛出冬瓜，摆好盘即可。

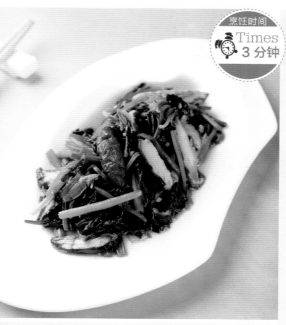

烹饪时间 Times 3 分钟

菠菜炒香菇

烹饪方法：炒　🚹 2人份

🥦 原 料

菠菜150克，鲜香菇45克，姜末、蒜末、葱花各少许

🍶 调 料

盐、鸡粉各2克，料酒4毫升，橄榄油适量

🍴 做 法

1.洗好的香菇去蒂，切成粗丝；洗净的菠菜切去根部，再切成长段，待用。2.锅置火上，淋入少许橄榄油，烧热，倒入蒜末、姜末、爆香。3.放入香菇，炒匀炒香，淋入少许料酒，炒匀；倒入菠菜，用大火炒至变软。4.加入适量盐、鸡粉，炒匀调味；关火后盛出炒好的菜肴即可。

 能量 总热量约44.6千卡/蛋白质4.9克
计算 脂肪0.6克/糖类9.1克

慈姑炒芹菜

烹饪方法：炒　🚹 2人份

🥦 原 料

慈姑100克，芹菜100克，彩椒50克，蒜末、葱段各适量

🍶 调 料

盐1克，鸡粉4克，水淀粉4毫升，食用油适量

🍴 做 法

1.慈姑切片，芹菜切段，彩椒去籽，切小块。2.开水锅中，放入盐、鸡粉，倒入彩椒、慈姑，搅匀，煮1分钟，捞出，沥干。3.用油起锅，倒入蒜末、葱段，爆香；倒入芹菜、彩椒、慈姑，炒匀，加盐、鸡粉，炒匀。4.倒入适量水淀粉，快速炒匀，盛出装盘。

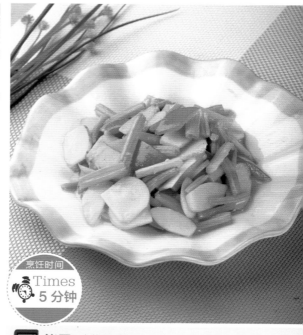

烹饪时间 Times 5 分钟

能量 总热量约117.5千卡/蛋白质6.1克
计算 脂肪0.4克/糖类27克

糖尿病并发高血压

　　糖尿病患者并发高血压的发生率明显高于一般人群。糖尿病和高血压两种疾病无论是病因还是危害上都存在共通性，两者被称为同源性疾病。糖尿病患者血糖高、血黏度高、血管壁受损、血管阻力变大都是易引起高血压的因素。

饮食原则

1.饮食有节。做到一日三餐饮食定时定量，不可过饥过饱，不暴饮暴食。
2.选择"二多"的食物。"二多"是指多蔬菜、多粗粮。蔬菜含有大量的维生素、纤维素以及微量元素，对于控制血压、调控血糖有很大的帮助。
3.每天烹调用油不超过25克，有条件的可以选择橄榄油、山茶油等植物性油脂。
4.食物应清淡、少盐，每日食盐量不超过2克为宜。

宜吃食物

燕麦、玉米、草莓、橄榄、洋葱、白菜、冬瓜、芥菜、鸽肉、鲤鱼、香菇、海带等。

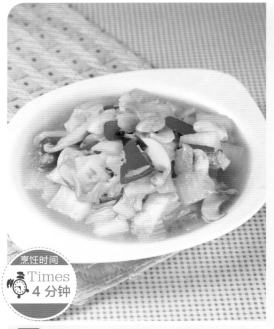

烹饪时间 Times 4分钟

口蘑烧白菜

烹饪方法：炒　　2人份

原料

口蘑90克，大白菜120克，红椒40克，姜片、蒜末、葱段各少许

调料

盐3克，鸡粉2克，生抽2毫升，料酒4毫升，水淀粉、食用油各适量

做法

1.口蘑切成片；大白菜、红椒切成小块。2.开水锅中，加入鸡粉、盐、口蘑，煮1分钟；倒入大白菜、红椒，续煮半分钟，捞出。3.用油起锅，放入姜、蒜、葱、焯好的食材、料酒、鸡粉、盐，翻炒匀。4.再倒入生抽、水淀粉，炒熟；盛出，装盘即成。

能量计算　总热量约251千卡/蛋白质37.2克　脂肪3.3克/糖类35.8克

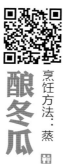

酿冬瓜

烹饪方法：蒸

🍴 3人份

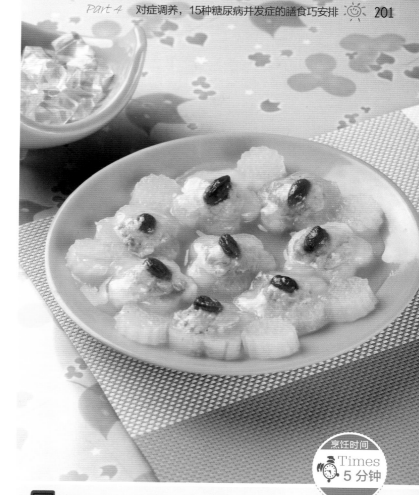

🍲 **原 料**

冬瓜350克，肉末100克，枸杞少许

🥄 **调 料**

盐、鸡粉各少许，水淀粉、食用油各适量

烹饪时间
Times
5分钟

🧮 **能量计算**　总热量约181.5千卡/蛋白质6.9克
脂肪21.9克/糖类10.6克

✍ **做 法**

1. 冬瓜切片，用模具压出花型，再把冬瓜片中间挖空，装入盘中；在挖空部分塞入肉末，再放上洗净的枸杞。
2. 酿好的冬瓜片放入烧开的蒸锅中；盖上盖，大火蒸3分钟至熟，揭盖，取出。
3. 用油起锅，倒入少许清水，放入盐、鸡粉，拌匀煮沸。
4. 倒入适量水淀粉，调成稠汁，浇在酿冬瓜片上即可。

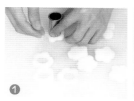 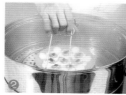 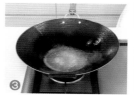 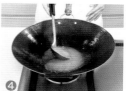

糖尿病并发高脂血症

　　糖尿病并发高脂血症是糖尿病患者最常见的并发症之一，它是由糖尿病所致的脂质代谢异常而引发的高血脂。糖尿病所致的脂质代谢异常是导致动脉粥样硬化、冠心病、脑血管病发生的主要危险因素之一。

饮食原则

1.根据病情轻重与体力活动计算出每日需要消耗的总能量，防止热量摄入过多。

2.平衡膳食，脂肪供给占25%，糖类占50%，注意粗细粮搭配。

3.多食蔬菜及含糖量低的水果。新鲜蔬菜及瓜果是维生素、钙、钾、镁、纤维素和果胶的主要来源。食物中的纤维果胶可降低人体对胆固醇的吸收。

4.少食单糖、蔗糖和甜食；不食用动物脂肪，限量食用植物油。

宜吃食物

燕麦、豆浆、山楂、木瓜、苹果、南瓜、花菜、莴笋、魔芋、鸽肉、沙丁鱼等。

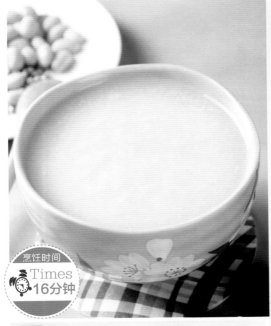

烹饪时间
Times
16分钟

能量计算　总热量约276.3千卡/蛋白质22.1克
脂肪10克/糖类56.3克

荞麦山楂豆浆

烹饪方法：煮　　2人份

原料

水发黄豆60克，荞麦10克，鲜山楂30克

做法

1.山楂切开，去核，再切成块，备用。2.将已浸泡8小时的黄豆、荞麦倒入碗中，注入清水，用手搓洗干净。3.把食材倒入滤网，沥干水分后将其倒入豆浆机中，注入清水，至水位线即可。4.盖上豆浆机机头，选择"五谷"程序，再选择"开始"键，开始打浆。5.待豆浆机运转约15分钟，把煮好的豆浆倒入滤网，倒入杯中即可。

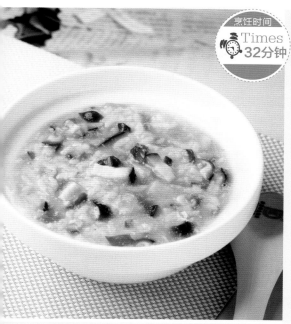

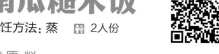

烹饪时间 Times 32分钟

香菇蛋花上海青粥

烹饪方法：煮　3人份

原料

水发香菇45克，上海青100克，水发大米150克，鸡蛋1个

调料

盐3克，鸡粉2克，食用油适量

做法

1.上海青切粒，洗好的香菇切粒，鸡蛋打开，取蛋清。2.开水锅中，倒入洗净的大米，搅拌匀。3.烧开后用小火煮30分钟，放入香菇粒，拌匀，倒入上海青，淋入食用油。4.加盐、鸡粉，拌匀调味，倒入蛋清，搅匀，略煮片刻；关火后盛出煮好的粥，装入碗中即可。

能量计算　总热量约622.6千卡/蛋白质20.5克　脂肪6.2克/糖类124.4克

南瓜糙米饭

烹饪方法：蒸　2人份

原料

南瓜丁140克，水发糙米180克

调料

盐少许

做法

1.取一个干净的蒸碗，放入洗净的糙米，倒入备好的南瓜丁。2.搅散，注入适量清水，加入少许盐，拌匀，待用。3.蒸锅上火烧开，放入备好的蒸碗；用大火蒸约35分钟，至食材熟透。4.关火，待蒸汽散开，取出蒸碗，稍微冷却后即可食用。

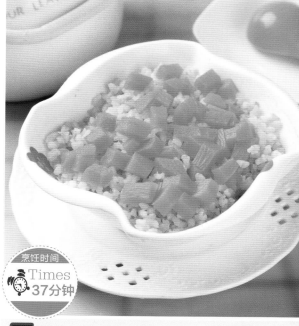

烹饪时间 Times 37分钟

能量计算　总热量约693.2千卡/蛋白质13.9克　脂肪4.5克/糖类145.1克

糖尿病并发脑血管病

　　糖尿病并发脑血管病严重威胁着患者的生命安全，是导致糖尿病患者残疾、死亡的主要原因之一。糖尿病性脑血管病，是糖尿病患者易发的脑血管疾病，其临床上以脑梗死、脑血栓等缺血性病变较为多见，而脑出血较少。

饮食原则

1.多食粗粮及富含膳食纤维的食物。这类食物不仅能满足人体必需的营养素，而且还能促进肠道的消化吸收，减少脂肪的摄入，防治便秘。

2.每日摄入的能量要与体力活动维持平衡。保持适当体重，宜吃清淡、少盐、少糖的膳食。

3.严格控制每日摄入的脂肪含量。少吃油脂，多用植物油代替动物油。

宜吃食物

荞麦、猕猴桃、仙人掌、洋葱、空心菜、芹菜、菠菜、鳕鱼、木耳、海藻等。

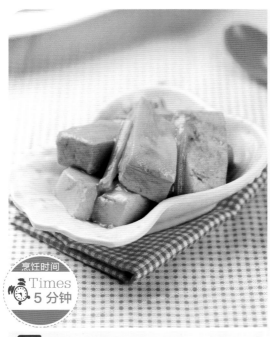

烹饪时间
Times
5分钟

能量计算 总热量约183.8千卡/蛋白质18.1克
脂肪8.2克/糖类10.8克

芹菜烧豆腐

烹饪方法：炒　　2人份

原料

芹菜40克，豆腐220克，蒜末、红椒圈各少许

调料

盐3克，鸡粉少许，生抽2毫升，老抽、水淀粉、食用油各适量

做法

1.芹菜切段，豆腐切小块；锅中注水烧开，放入盐、豆腐，煮2分30秒，捞出。2.用油起锅，倒入蒜末、芹菜，翻炒。3.倒入清水、生抽、盐、鸡粉、豆腐、老抽，煮至豆腐入味。4.加水淀粉，炒匀，使汤汁浓稠；关火，盛出，再放上红椒圈即成。

海藻绿豆粥

烹饪方法: 煮　　3人份

烹饪时间
Times
62分钟

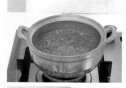
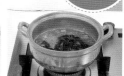
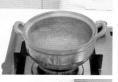
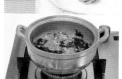
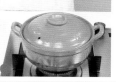
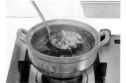

◎ 原 料

水发大米150克，水发绿豆100克，水发海藻90克

◎ 做 法

1.砂锅中注入适量清水烧开，倒入洗净的绿豆。

2.放入洗净的大米，快速搅拌匀，使材料散开。

3.煮沸后小火煲煮60分钟，至米粒变软。

4.撒上洗净的海藻，搅拌匀，转中火续煮片刻，至食材熟透。

5.加入少许盐，用勺拌煮一会儿，至米粥入味。

6.盛出煮好的绿豆粥，装入汤碗中，待稍微放凉后即可食用。

能量计算 总热量约835千卡/蛋白质32.7克　脂肪2克/糖类178.9克

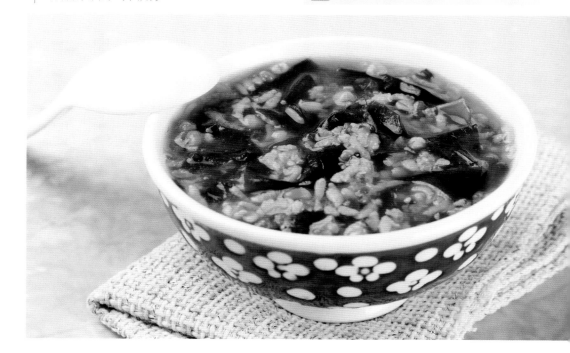

糖尿病并发肾病

糖尿病肾脏病变是糖尿病患者最严重的微血管慢性并发症之一，其中最显著的特征是糖尿病肾小球硬化症。糖尿病肾脏病变的病因和发病机制一般认为为多因素所致，主要包括代谢紊乱、肾小球血流动力学改变和遗传易感性等。

饮食原则

1.优质低蛋白饮食。如果蛋白质供应太多，在体内代谢后，排泄时会加重肾脏负担。因此饮食中应该尽量少食植物蛋白，适当限制主食如白面、大米等。
2.高钙低磷饮食。糖尿病肾病电解质紊乱以低钙高磷为常见，应注意钙、磷的摄入。
3.限制食盐和水分。严重水肿患者应该低盐饮食，每日饮水量不宜超过1200毫升。同时，忌食咸菜、酱菜、咸蛋、榨菜等含钠盐多的食品。

宜吃食物

薏米、小米、红豆、樱桃、芹菜、荠菜、南瓜、白萝卜、西葫芦、鲫鱼、香菇等。

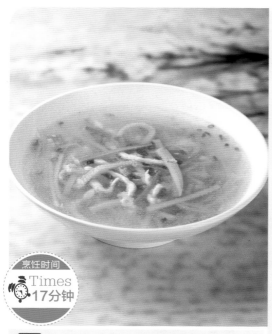

西葫芦鸡丝汤

烹饪方法: 煮　2人份

原料

西葫芦100克，鸡胸肉120克，虾皮30克，枸杞10克，姜片、葱花各少许

调料

盐3克，鸡粉3克，水淀粉4毫升，食用油适量

做法

1.西葫芦和鸡肉切成丝；鸡肉丝装碗中，放盐、鸡粉、水淀粉、食用油，腌渍至入味。2.开水锅中，放入虾皮、姜片、枸杞、食用油，煮3分钟。3.倒入西葫芦，续煮2分钟，至其熟软，放入鸡肉丝、盐、鸡粉，搅匀。4.盛出，装碗，撒上葱花即可。

烹饪时间
Times
17分钟

能量计算　总热量约249.3千卡/蛋白质34.7克　脂肪7克/糖类14克

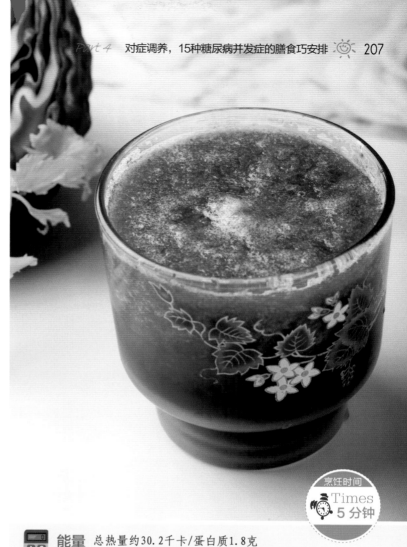

紫甘蓝芹菜汁

烹饪方法：榨汁　2人份

烹饪时间 Times 5分钟

能量计算　总热量约30.2千卡/蛋白质1.8克
脂肪0.3克/糖类9.3克

原 料

紫甘蓝100克，芹菜80克

做 法

1. 洗好的芹菜切成段。
2. 洗净的紫甘蓝切成条，再切小块。
3. 取榨汁机，选择搅拌刀座组合，倒入切好的紫甘蓝、芹菜；注入适量的清水。
4. 选择"榨汁"功能，榨取蔬菜汁；将榨好的蔬菜汁倒入杯中即可。

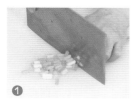 ❶
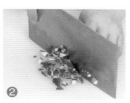 ❷
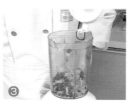 ❸
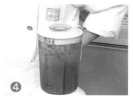 ❹

糖尿病并发眼病

糖尿病视网膜病变是一种主要的致盲疾病。糖尿病患者如果能及时发现并且获得规范的治疗，多数可以摆脱失明的危险。几乎所有的眼病都可能发生在糖尿病患者身上，而且糖尿病患者发生眼病的概率明显高于非糖尿病人群。

饮食原则

1.控制主食量。但不能过分限食，要少吃多餐，以免造成饥饿状态。

2.严格控制每日摄入的脂肪含量。少吃动物性油脂，多用植物油代替。

3.适当补充维生素、矿物质。如维生素B$_{12}$可以缓解神经系统症状，维生素C可预防微血管病变，锌含量不足会影响胰岛素的分泌等。

4.糖尿病并发症患者忌油炸食品、肥腻食品以及辛辣、刺激食品。

宜吃食物

玉米、黄豆、猕猴桃、胡萝卜、菠菜、黄鳝、牡蛎、青鱼、木耳、银耳等。

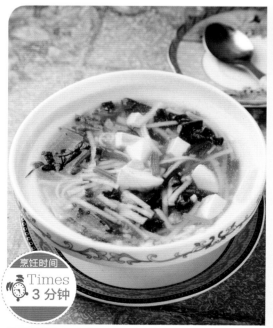

烹饪时间
Times
3分钟

菠菜鸡蛋面

烹饪方法: 煮　　1人份

○ 原 料

面条80克，菠菜65克，奶粉35克，熟鸡蛋1个

○ 做 法

1.将备好的面条折成小段，熟鸡蛋切小块，待用。2.锅中注入适量清水烧开，倒入洗净的菠菜，略煮片刻，至菠菜变软，捞出，凉凉后切成小段，备用。3.锅中注入适量清水烧开，倒入备好的奶粉，略煮片刻；倒入面条段，搅散。4.倒入备好的菠菜，煮至沸，再倒入鸡蛋块，搅拌匀；关火，盛出煮好的鸡蛋面即可。

能量
计算
总热量约495.8千卡/蛋白质18.8克
脂肪15克/糖类72.2克

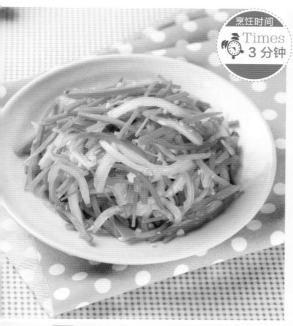

烹饪时间
Times
3分钟

白菜梗拌胡萝卜丝

烹饪方法：拌　🍴 2人份

🧑‍🍳 原 料

白菜梗120克，胡萝卜200克，青椒35克，蒜末、葱花各少许

🍶 调 料

盐3克，鸡粉2克，生抽3毫升，陈醋6毫升，芝麻油适量

🥢 做 法

1.将洗净的白菜梗切成粗丝；洗净去皮的胡萝卜切成片，再切成细丝，待用。2.锅中注入适量清水烧开，加入少许盐，倒入胡萝卜丝，煮约1分钟。3.放入切好的白菜梗、青椒，拌煮至全部食材断生后捞出，沥干水分，待用。4.把焯好的食材装入碗中，加入调料，撒上蒜、葱，搅拌至入味，盛入盘中即成。

能量 总热量约107.3千卡/蛋白质4.5克
计算 脂肪0.7克/糖类24.1克

绿豆芽炒鳝丝

烹饪方法：炒　🍴 1人份

🧑‍🍳 原 料

绿豆芽40克，鳝鱼90克，青椒、红椒各30克，姜片、蒜末、葱段各少许

🍶 调 料

盐3克，鸡粉3克，料酒6毫升，水淀粉、食用油各适量

🥢 做 法

1.将青椒、红椒和鳝鱼切成丝；把鳝鱼丝装入碗中，放入鸡粉、盐、料酒，抓匀。2.倒入水淀粉，抓匀；再注入食用油，腌渍10分钟至入味。3.用油起锅，放姜、蒜、葱，爆香；放入青椒、红椒，炒匀，倒入鳝鱼丝，炒匀。4.淋入料酒，炒香，放入绿豆芽，加入盐、鸡粉，炒匀，倒入水淀粉；盛出即可。

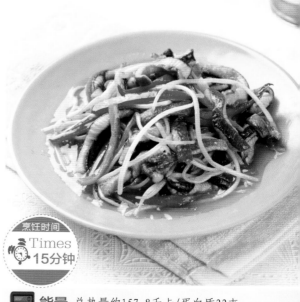

烹饪时间
Times
15分钟

能量 总热量约157.8千卡/蛋白质22克
计算 脂肪5克/糖类19.8克

糖尿病并发脂肪肝

糖尿病患者体内由于胰岛素分泌不足或相对缺乏容易引发肝脏的脂代谢紊乱。当肝脏内脂蛋白合成不足或合成障碍时，肝细胞内的脂肪便不能被及时运出肝脏，造成脂肪在肝细胞内大量堆积。

饮食原则

1.增加蛋白质供给量。高蛋白膳食可避免体内蛋白质消耗，有利于肝细胞的再生。
2.限制脂肪摄入。食入过高的脂肪可使热能增高，不利于改善病情。
3.宜吃富含维生素E和微量元素硒的食物。此两者联合使用，有调节血脂代谢、阻止脂肪肝形成及提高机体抗氧化功能的作用。
4.忌油炸、煎烤类食物，尤其是一些脂肪类食物。

宜吃食物

莜麦、玉米、黄豆、小米、花菜、西葫芦、芹菜、黄瓜、黄豆芽、裙带菜等。

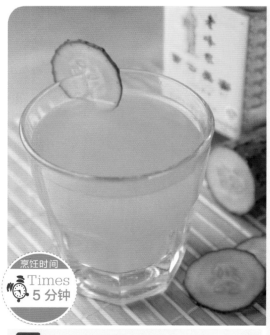

黄瓜汁

烹饪方法: 榨汁　🍴 1人份

◎ 原 料

黄瓜140克，蜂蜜25克

 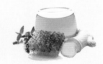

◎ 做 法

1.洗净的黄瓜去皮，切成小块，备用。2.取榨汁机，选择搅拌刀座组合，倒入黄瓜块，加入少许蜂蜜。3.注入适量纯净水，盖上盖。4.选择"榨汁"功能，榨取黄瓜汁。5.断电后倒出黄瓜汁，装入杯中即可。

烹饪时间
Times
5分钟

能量计算 总热量约18千卡/蛋白质22克
脂肪5克/糖类3.5克

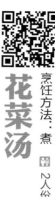

烹饪方法：煮

☷ 2人份

花菜汤

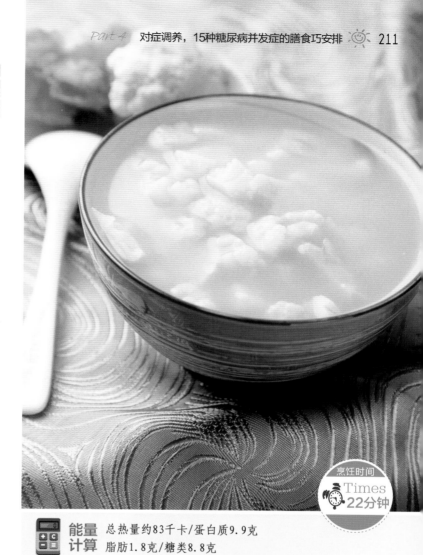

烹饪时间
Times
22分钟

能量计算　总热量约83千卡/蛋白质9.9克
脂肪1.8克/糖类8.8克

☯ 原 料

花菜160克，骨头汤350毫升

✐ 做 法

1.锅中注入适量清水烧开；倒入花菜，用中火煮约5分钟至其断生，捞出；将放凉的花菜切碎，备用。

2.锅中注水烧开，倒入骨头汤，煮至沸，放入花菜，搅匀。

3.烧开后用小火煮约15分钟至其入味。

4.搅拌一会儿；关火后盛出煮好的汤料，装入碗中即可。

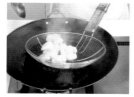
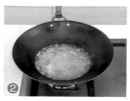
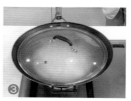
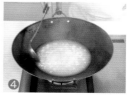

糖尿病并发便秘

糖尿病并发便秘一般为间歇性便秘。糖尿病患者66%以上有明显的迷走神经功能异常，导致胃液分泌减少，引起食物排入十二指肠困难，因而容易便秘。另外，由于代谢紊乱，蛋白质呈负平衡，以致腹肌和会阴肌张力不足，排便无力。

饮食原则

1.宜食用富含维生素B₁的食物。维生素B₁能保护胃肠神经和促进肠蠕动，应多吃富含维生素B₁的食物，如粗粮、麦麸等。

2.适量进食含纤维素高的食物。纤维素能促进肠胃蠕动，帮助排便，故应多食富含纤维素的食物，如蔬菜、水果，但同时必须注意控制总能量摄入。

3.适当食用莴笋、白萝卜等产气类食物，刺激肠道蠕动，以利于排便。

宜吃食物

燕麦、草莓、苹果、洋葱、白萝卜、黄瓜、菠菜、芥蓝、无糖酸奶、香菇等。

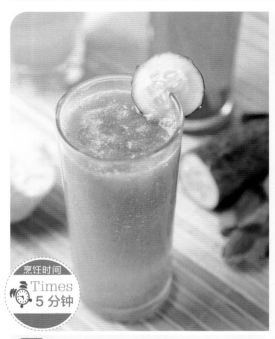

烹饪时间 Times 5分钟

能量计算 总热量约137.2千卡/蛋白质18.8克
脂肪5.4克/糖类4克

黄瓜芹菜苹果汁

烹饪方法：榨汁　1人份

原料

黄瓜50克，芹菜20克，苹果100克

做法

1.苹果肉切小块，黄瓜切小块，芹菜切小段。2.取备好的榨汁机，放入切好的芹菜、黄瓜和苹果。3.注入适量清水，盖好盖子；选择"榨汁"功能，榨出蔬果汁。4.断电后倒出蔬果汁，装入杯中即成。

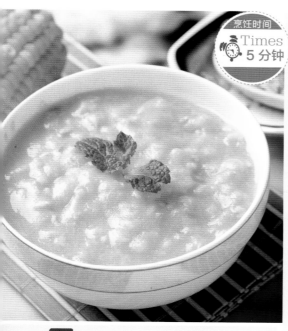

烹饪时间
Times
5 分钟

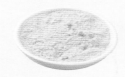

玉米燕麦粥

烹饪方法：煮　🍴 1人份

🥗 原 料

玉米粉100克，燕麦片80克

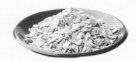

🍳 做 法

1.取一碗，倒入玉米粉，注入适量清水；搅拌均匀，制成玉米糊。2.砂锅中注入适量清水烧开，倒入燕麦片。3.加盖，大火煮3分钟至熟；揭盖，加入玉米糊，拌匀。4.稍煮片刻至食材熟软；关火后将煮好的粥盛出，装入碗中即可。

🧮 **能量** 总热量约638.6千卡/蛋白质13.2克
计算 脂肪5.5克/糖类138.5克

蒜蓉芥蓝片

烹饪方法：炒　🍴 2人份

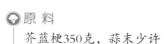

🥗 原 料

芥蓝梗350克，蒜末少许

🫙 调 料

盐4克，料酒4毫升，鸡粉2克，水淀粉4毫升，食用油适量

🍳 做 法

1.芥蓝切片；锅中注入适量清水烧开，加入少许盐，放入芥蓝片，倒入食用油，煮半分钟，捞出。2.用油起锅，放入蒜末，爆香；倒入焯过水的芥蓝片，淋入少许料酒。3.加入适量盐、鸡粉，炒匀调味；倒入适量水淀粉，快速翻炒匀。4.关火后盛出炒好的芥蓝，装入盘中，摆好即成。

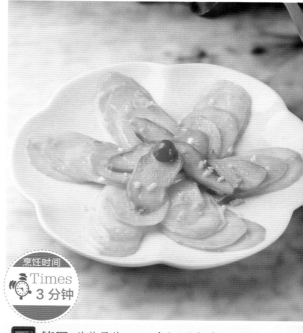

烹饪时间
Times
3 分钟

🧮 **能量** 总热量约137.2千卡/蛋白质18.8克
计算 脂肪5.4克/糖类4克

糖尿病并发肺结核

　　糖尿病并发肺结核是糖尿病的特殊感染，且结核病是由结核分枝杆菌引起的慢性传染病。糖尿病血管病变使患者常并发全身严重动脉硬化，引起肝、肾、眼的功能障碍，妨碍抗结核药物的应用，影响结核病的治疗效果，或使结核病治疗困难。

饮食原则

1.摄入充足的钙质。食用含钙丰富的食物可钙化结核病灶。
2.宜摄入维生素含量丰富的食物。维生素A能提高机体抵抗力，B族维生素和维生素C参与体内代谢，有健全肺部和血管等组织的作用。
3.饮食慎重。肺结核是消耗性疾病，原则上要增加营养，多吃高蛋白、高热量、高糖类食物，但是这势必会引起血糖升高，加重糖尿病并发肺结核患者的病情。

宜吃食物

小米、荞麦、绿豆、橙子、猕猴桃、菠菜、紫甘蓝、大白菜、海蜇皮、银耳等。

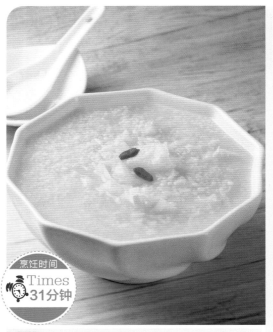

双米银耳粥

烹饪方法: 煮　　3人份

◎ 原 料
水发小米120克，水发大米130克，水发银耳100克

◎ 做 法
1.洗好的银耳切去黄色根部，再切成小块，备用。2.砂锅中注入适量清水烧开，倒入洗净的大米，加入洗好的小米，搅匀。3.放入切好的银耳，继续搅拌匀。4.盖上盖，烧开后用小火煮30分钟，至食材熟透。5.关火后盛出煮好的粥，装入汤碗中即可。

烹饪时间
Times
31分钟

能量 总热量约1079.4千卡/蛋白质30.4克
计算 脂肪6.2克/糖类258.7克

金针菇海蜇荞麦面

烹饪方法：拌　👥 2人份

🐷 **原　料**

金针菇65克，香辣海蜇120克，荞麦面90克，蒜末、葱花各少许

🔒 **调　料**

盐2克，生抽5毫升，陈醋7毫升，芝麻油4毫升

🥄 **做　法**

1.锅中注入适量清水烧开，倒入荞麦面，搅拌匀。

2.用大火煮约3分钟至其熟软，倒入洗净的金针菇，煮至断生。

3.将煮好的食材捞出，置于凉开水中，浸泡。

4.捞出食材，沥干水分，装入盘中，放入备好的蒜末、葱花。

5.再倒入香辣海蜇，加入少许盐、生抽。

6.淋入陈醋、芝麻油，搅拌均匀至食材入味，装入盘中即可。

烹饪时间 Times 5分钟

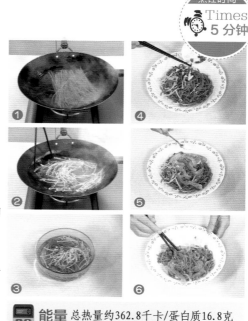

① ② ③ ④ ⑤ ⑥

🖩 **能量计算** 总热量约362.8千卡/蛋白质16.8克 脂肪0.6克/糖类73.3克

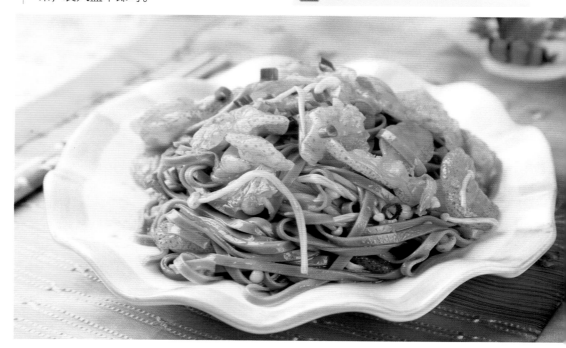

糖尿病并发骨质疏松

糖尿病并发骨质疏松症属继发性骨质疏松，是一种以骨代谢紊乱为主的全身性疾病。糖尿病并发骨质疏松是糖尿病在骨骼系统出现的严重慢性并发症，并成为长期严重疼痛和功能障碍的主要原因，也是致残率最高的疾病。

饮食原则

1.适当增加钙的摄入。充足的钙质是预防、延缓和治疗骨质疏松的关键。富含钙的食品有奶制品、豆制品、部分海产品、蔬菜、水果等。
2.补充维生素D。维生素D能促进肠道对钙的吸收，提高血钙浓度，抑制甲状旁腺功能，减少破骨细胞的生成。
3.控制草酸的摄入。如菠菜、甜菜等含有草酸，会阻碍钙的吸收，故应限制食用。

宜吃食物

燕麦、玉米、西瓜、白萝卜、排骨、乌鸡、鸡蛋、脱脂牛奶、牡蛎、香菇、银耳等。

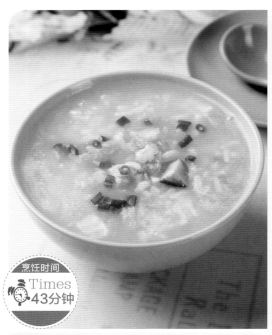

烹饪时间
Times
43分钟

能量计算　总热量约341千卡/蛋白质12.4克
脂肪1.1克/糖类73.8克

鲜虾香菇粥

烹饪方法: 煮　2人份

原料

虾仁35克，水发香菇40克，娃娃菜65克，水发大米90克，姜片、葱花各少许

调料

盐1克，鸡粉2克

做法

1.将娃娃菜切成小块；香菇切成小丁块；虾仁切丁，备用。2.砂锅中注水烧热，倒入备好的大米、香菇、姜片、虾仁，拌匀，煮开后用小火煮30分钟。3.倒入娃娃菜，加入少许盐、鸡粉，拌匀，用中小火续煮10分钟至熟。4.搅拌均匀；关火后盛出煮好的粥，装入碗中，点缀上葱花即可。

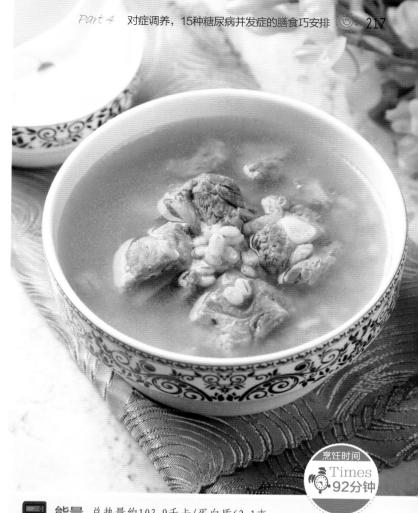

大麦猪骨汤

烹饪方法：煮

🍴 3人份

🍄 **原料**

水发大麦200克，
排骨250克

🥄 **调料**

盐2克，料酒适量

🔢 **能量计算**　总热量约103.9千卡/蛋白质62.1克
脂肪60.6克/糖类148.4克

烹饪时间
Times
92分钟

📖 **做法**

1. 锅中注入适量清水烧开，倒入洗净的猪骨，淋入料酒，汆煮片刻；关火，将汆煮好的猪骨捞出，装盘备用。
2. 砂锅中注入适量清水烧开，倒入猪骨、大米，淋入料酒，拌匀。
3. 加盖，大火煮开转小火煮90分钟至析出有效成分。
4. 关火后揭盖，加盐，拌匀，盛出煮好的汤，装入碗中即可。

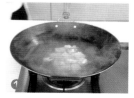
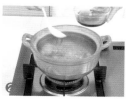
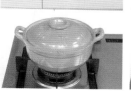
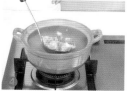

糖尿病并发痛风

　　糖尿病与痛风都是因为体内代谢异常所引起的疾病。在胰岛抵抗时纤溶系统功能紊乱，表现为纤溶蛋白酶原活性抑制因子增高，血液呈高凝状态，易形成血栓，同时因血糖持续升高还可损害肾功能，导致尿酸排泄减少，血尿酸增高。

饮食原则

1.限制嘌呤摄入量，多选用脱脂牛奶及蛋类。尽量减少肉、禽、鱼类的摄入，若要吃肉食，最好先将肉煮沸，弃汤食肉。忌食动物内脏及高汤。

2.控制热量的摄入，减轻体重。

3.避免饮酒。酒精具有抑制尿酸排泄的作用，长期饮酒还可刺激嘌呤合成增加，尤其是喝酒时还吃肉禽类食物，会使嘌呤摄入量加倍。

宜吃食物

玉米、木瓜、胡萝卜、黄瓜、芥菜、芹菜、丝瓜、瘦肉、脱脂牛奶、海蜇皮等。

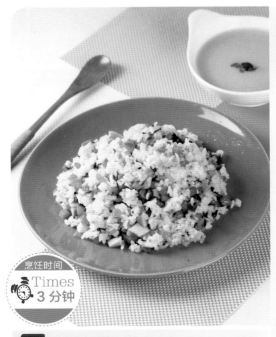

烹饪时间
Times
3 分钟

芥菜鸡肉炒饭

烹饪方法：炒　　1人份

🌱 原料

米饭160克，鸡肉末80克，芥菜70克，胡萝卜30克，圆椒35克

🧂 调料

鸡粉1克，盐2克，食用油适量

🍳 做法

1.圆椒、胡萝卜切成丁，芥菜梗切小块，芥菜叶切碎。2.开水锅中加食用油、盐、圆椒、胡萝卜，略煮；放入鸡肉末，煮至变色；倒入芥菜，煮约半分钟，捞出沥干。3.用油起锅，倒入米饭，用小火炒松散，倒入余过的材料。4.加入少许盐、鸡粉，拌炒至食材入味；关火后盛出即可。

能量
计算　总热量约320.6千卡/蛋白质21.7克
　　　脂肪4.9克/糖类49.4克

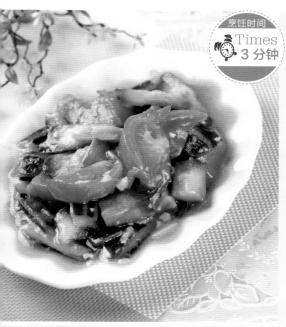

烹饪时间 Times 3分钟

西红柿炒丝瓜

烹饪方法：炒　2人份

原料

西红柿170克，丝瓜120克，姜片、蒜末、葱花各少许

调料

盐、鸡粉各2克，水淀粉3毫升，食用油适量

做法

1. 洗净去皮的丝瓜切成小块；洗好的西红柿对半切开，去蒂，切成小块。2. 用油起锅，放入姜片、蒜末、葱花，爆香；倒入切好的丝瓜，翻炒均匀。3. 锅中倒入少许清水，放入切好的西红柿，加入适量盐、鸡粉，炒匀调味。4. 倒入少许水淀粉，用锅铲快速翻炒匀；盛出炒好的食材，装入盘中即可。

能量 总热量约56.3千卡/蛋白质2.7克
计算 脂肪0.6克/糖类11.8克

炝黄瓜条

烹饪方法：炒　2人份

原料

黄瓜200克，干辣椒、花椒各少许

调料

盐3克，鸡粉2克，凉拌醋8毫升，生抽4毫升，水淀粉10毫升，食用油适量

做法

1. 将洗净的黄瓜切成条，去籽，装入碗中，加入2克盐，拌匀，腌渍10分钟。2. 锅中倒入适量食用油烧热，放入花椒，炒香，再将花椒滤出，放入干辣椒，炒香。3. 倒入适量清水，淋入凉拌醋，加入生抽、盐、鸡粉，放入黄瓜条，炒至食材入味。4. 倒入适量水淀粉，快速翻炒均匀；关火后将黄瓜条盛入盘中，再浇上锅中余下的汤汁即可。

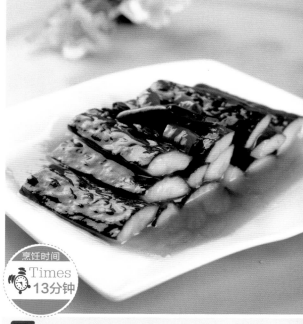

烹饪时间 Times 13分钟

能量 总热量约30千卡/蛋白质1.6克
计算 脂肪0.4克/糖类5.8克

糖尿病并发腹泻

糖尿病并发的腹泻是一种顽固性腹泻，主要诱因是胰岛素分泌减少、小肠内的细菌过度生长、内脏神经发生变性、肠道血管内膜的病变导致的供血不足等。糖尿病患者并发腹泻应密切观察血糖变化，坚持服用降糖药并注射胰岛素。

饮食原则

1.补充足够的水分、蛋白质、维生素及微量元素。食用一些具有双向调节作用的食物，如苹果、藕粉等。
2.进食宜少量多餐，每日5~6餐，选择易消化、无刺激性的软食或半流质食物。
3.根据患者腹泻情况，酌情补充热量；排便次数正常后，短期内不宜食用生拌蔬菜及含膳食纤维多的蔬菜。

宜吃食物

薏米、大米、豇豆、苹果、山楂、冬瓜、苋菜、山药、鸡肉、牛肉、鸡蛋、鲫鱼等。

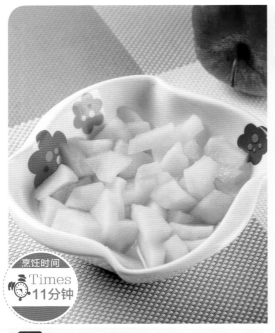

烹饪时间 Times 11分钟

能量计算 总热量约109.2千卡/蛋白质0.4克 脂肪0.4克/糖类28.4克

蒸苹果

烹饪方法：蒸　1人份

原料

苹果1个

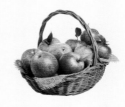

做法

1.将洗净的苹果对半切开，削去外皮，切成小瓣，去核，切成丁。2.把苹果丁装入碗中，放入烧开的蒸锅中。3.盖上盖，用中火蒸10分钟。4.揭盖，将蒸好的苹果取出；冷却后即可食用。

南瓜鸡肉红米饭

烹饪方法：蒸　🄳 3人份

🄾 原 料

南瓜120克，鸡胸肉100克，水发红米
180克，葱花少许

🄱 调 料

盐3克，鸡粉2克，生抽3毫升，料酒
4毫升，水淀粉、食用油各适量

🄲 做 法

1.将洗净的南瓜、鸡胸肉均切成丁。
2.鸡胸肉装碗，放入调料，腌渍至入味。
3.用油起锅，倒入鸡肉丁，用中火翻炒至变
色，淋入少许料酒，炒匀提味。
4.倒入南瓜丁，加入生抽、鸡粉、盐，炒
至入味；关火后盛出，装盘，即成酱料。
5.取一个蒸碗，倒入红米，铺匀，放入酱
料，搅拌匀，注入清水，静置一会儿。
6.蒸锅中注水，烧开后放入蒸碗，蒸至食
材熟软；取出蒸碗，撒上葱花即可。

烹饪时间 Times 62分钟

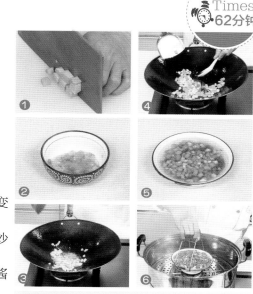

能量计算 总热量约796.6千卡/蛋白质32.8克
脂肪8.7克/糖类142.8克

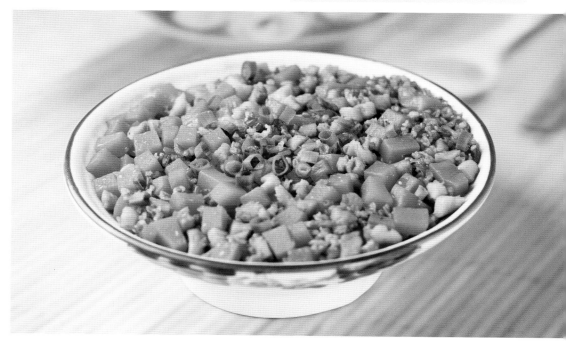

糖尿病并发失眠

　　糖尿病并发失眠在临床上是最为常见的一种疾病。糖尿病是一种慢性的终生性疾病，患者在长期的治疗过程中血糖控制不佳时，易出现紧张、恐惧、焦虑，最终导致长期失眠。

饮食原则

1.补充B族维生素。失眠患者应多补充B族维生素，尤其是维生素B₆和烟碱酸能产生血清素，有助睡眠。

2.合理摄取镁元素。镁能调节神经肌肉兴奋性，血中镁含量增高，镇静作用随之增强。镁主要存在于叶绿素当中，如蔬菜中的茄子，水果中的柠檬、橙子等。

3.饮食以清淡易消化为主，不宜大鱼大肉，以免增加肠胃负担，使入睡困难。

宜吃食物

小米、莲子、菠菜、山药、莴笋、西红柿、脱脂牛奶、鲤鱼、香菇、银耳等。

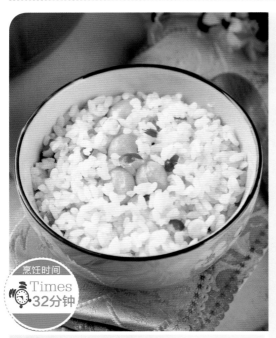

烹饪时间 Times 32分钟

莲子芡实饭

烹饪方法：焖　　2人份

○ 原料

水发大米250克，水发莲子50克，水发芡实40克

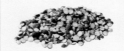 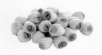

◎ 做法

1.砂锅置于火上，倒入大米、莲子、芡实，拌匀，注入适量清水。2.加盖，小火焖30分钟至食材熟透。3.揭盖，关火后盛出焖好的莲子芡实饭，装入碗中即可。

能量计算　总热量约1177.4千卡/蛋白质30.4克　脂肪3.1克/糖类260.2克

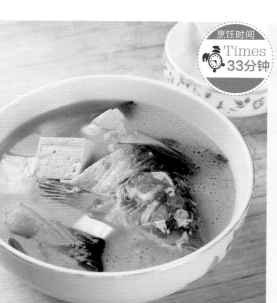

烹饪时间
Times
33分钟

鲤鱼烧豆腐

烹饪方法：煮　　4人份

原料

鲤鱼块450克，豆腐120克，上海青20克，姜片少许

调料

盐、鸡粉各2克，食用油适量

做法

1.洗净的豆腐切开，再切成小方块，备用。2.锅置于火上烧热，倒入少许食用油，放入鲤鱼块，拌匀，用中火煎至两面断生。3.倒入适量开水，用大火煮至沸腾，放入豆腐块，撒上姜片，用小火炖约30分钟。4.倒入上海青，拌匀，加入盐、鸡粉，拌匀调味，煮至入味；关火后盛出锅中的食材即可。

能量　总热量约592.3千卡/蛋白质89.3克
计算　脂肪23克/糖类8.1克

鸡丝烩菠菜

烹饪方法：炒　　2人份

原料

菠菜100克，鸡胸肉110克，蒜片、枸杞各少许

调料

盐3克，鸡粉2克，料酒4毫升，水淀粉、食用油各适量

做法

1.开水锅中，放入菠菜，煮至其断生；捞出，凉凉，切成小段。2.鸡胸肉切成细丝，装碗，放入盐、鸡粉、水淀粉、食用油，腌渍至入味。3.用油起锅，下入蒜片、鸡肉丝，炒至肉质松散；淋入料酒、清水，翻炒。4.加入盐、鸡粉、菠菜、枸杞，翻炒；收浓汤汁，倒入水淀粉勾芡；盛出菜肴装盘即成。

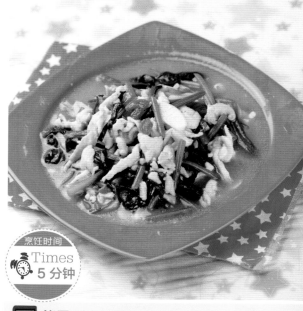

烹饪时间
Times
5分钟

能量　总热量约170.3千卡/蛋白质23.9克
计算　脂肪5.8克/糖类7.3克

糖尿病并发皮肤瘙痒

皮肤瘙痒是糖尿病初发时的一个病症，也是糖尿病的一个并发症。糖尿病患者之所以会出现皮肤瘙痒，一是患者体内过高的糖分及其他成分排泄出来刺激皮肤；二是皮肤长期处于慢性脱水的状态，导致皮肤过度干燥而发生瘙痒。

饮食原则

1.多食新鲜蔬菜和富含膳食纤维的食物，有助于消除便秘，缓解瘙痒。
2.食物烹调宜采用炖、煮、熬、蒸等方法，少用或不用炒、煎、烤、熏等烹调方法，以免助火生热，加重病情。
3.忌吃易引起皮肤过敏的食物。有些人食用鱼、虾、蟹、蚌、羊肉及狗肉等发物后，皮肤血管周围的活性物质会立即释放出来，刺激皮肤产生剧痒，故应忌食。

宜吃食物

玉米、燕麦、柚子、芹菜、白萝卜、黄瓜、冬瓜、菠菜、海带、银耳、香菇等。

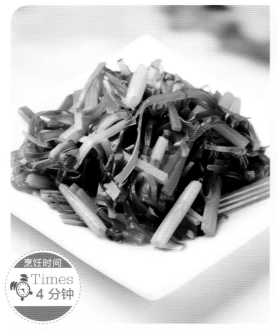

烹饪时间
Times
4分钟

能量 总热量约42千卡/蛋白质2.6克
计算 脂肪0.3克/糖类9克

芹菜拌海带丝

烹饪方法：拌　　2人份

○ 原 料

水发海带100克，芹菜梗85克，胡萝卜35克

○ 调 料

盐3克，芝麻油5毫升，凉拌醋10毫升，食用油少许

○ 做 法

1.将芹菜梗切小段；去皮的胡萝卜切丝；海带切粗丝。2.开水锅中，加入盐、食用油、海带、胡萝卜，煮约1分钟。3.再倒入芹菜，煮至全部食材断生后捞出，沥干，待用。4.把食材装碗，加入盐、凉拌醋、芝麻油，拌至入味；取盘子，盛入食材即成。

黑豆玉米须燕麦豆浆

烹饪方法: 煮　　🍲 1人份

☀ 烹饪时间
Times
17分钟

🥣 **原 料**

玉米须15克，水发黑豆60克，燕麦10克

✍ **做 法**

1. 将已浸泡8小时的黑豆倒入碗中，放入备好的燕麦、玉米须，加入适量清水，用手搓洗干净。

2. 将洗好的材料倒入滤网，沥干水分。

3. 把洗好的黑豆、燕麦、玉米须倒入豆浆机中，注入适量清水，至水位线即可。

4. 盖上豆浆机机头，选择"五谷"程序，再选择"开始"键，待豆浆机运转约15分钟，即成豆浆。

5. 将豆浆机断电，取下机头，把煮好的豆浆倒入滤网，滤取豆浆。

6. 将豆浆倒入碗中，用汤匙捞去浮沫，待稍微放凉后即可饮用。

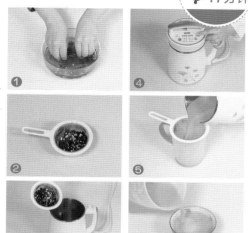

🧮 **能量**　总热量约265.3千卡/蛋白质23.1克
计算　脂肪10.2克/糖类26.9克

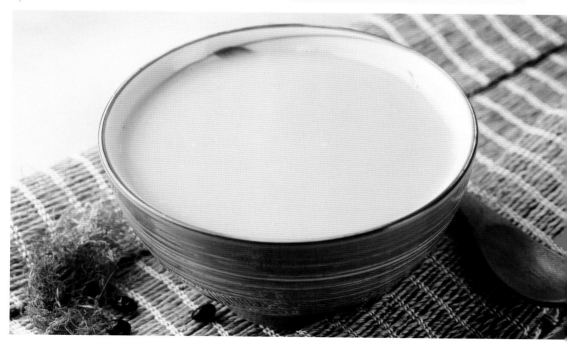

糖尿病足

　　糖尿病足是指由于糖尿病血管病变和（或）神经病变、感染等因素，致周围神经病变与外周血管疾病合并过高的机械压力，引起足部软组织及骨关节系统的破坏与畸形，进而引发一系列足部问题。

饮食原则

1.糖尿病足患者的饮食中可增加可溶性食物纤维摄入。食物纤维有降低空腹血糖和改善糖耐量的作用。

2.宜多进食新鲜清淡蔬菜及豆制品。糖尿病足患者易缺乏维生素及蛋白质，故应多摄入新鲜蔬果及豆制品，以确保正常的生理功能。

3.勿食助火伤阴、温热上火的食物，如桂圆、辣椒等。

宜吃食物

黄豆、苦瓜、冬瓜、南瓜、山药、芹菜、空心菜、菠菜、蘑菇、鸭肉、鳝鱼等。

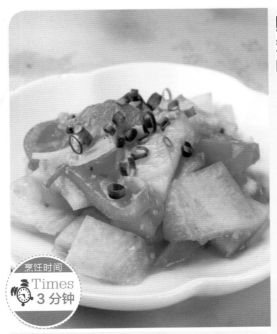

烹饪时间
Times
3 分钟

西红柿炒冬瓜

烹饪方法：炒　　2人份

原 料

西红柿100克，冬瓜260克，蒜末、葱花各少许

调 料

盐2克，鸡粉2克，食用油适量

做 法

1.洗净去皮的冬瓜切片，洗好的西红柿切小块。2.开水锅中，倒入冬瓜，搅匀，煮半分钟，至其断生；捞出，沥干水分，备用。3.用油起锅，放入蒜末，炒出香味；倒入西红柿，快速翻炒，放入冬瓜，炒匀。4.加入盐、鸡粉，炒匀；倒入水淀粉，快炒；盛出食材，装入盘中，撒上葱花即可。

能量计算　总热量约47.6千卡/蛋白质1.9克
脂肪0.7克/糖类10.8克

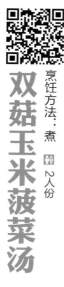

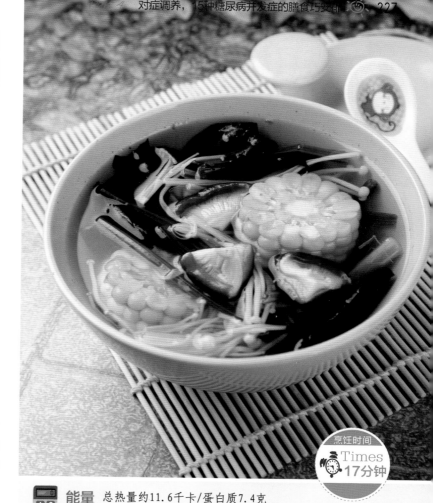

双菇玉米菠菜汤

烹饪方法：煮

2人份

原料

香菇80克，金针菇80克，菠菜50克，玉米段60克，姜片少许

调料

盐2克，鸡粉3克

能量计算 总热量约11.6千卡/蛋白质7.4克
脂肪1.3克/糖类24.9克

烹饪时间
Times
17分钟

做法

1. 锅中注入适量清水烧开，放入洗净切块的香菇、玉米段和姜片，拌匀；煮约15分钟至食材断生。
2. 倒入洗净的菠菜和金针菇，拌匀。
3. 加少许盐、鸡粉，拌匀调味。
4. 用中火煮约2分钟至食材熟透；关火后盛出煮好的汤料，装入碗中即可。

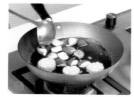
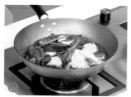
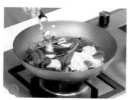
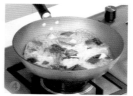

木耳烩豆腐

烹饪方法: 煮　🍲 2人份

烹饪时间
Times
4 分钟

原 料
豆腐200克, 木耳50克, 蒜末、葱花各少许

调 料
盐3克, 鸡粉2克, 生抽、老抽、料酒、水淀粉、食用油各适量

做 法
1. 把洗好的豆腐切成小方块; 洗净的木耳切成小块。2. 开水锅中, 加盐, 倒入豆腐块, 煮1分钟, 捞出; 木耳倒入沸水锅中, 煮半分钟, 捞出。3. 用油起锅, 放入蒜末, 爆香; 倒入木耳, 淋入料酒, 炒香, 加入少许清水, 放入适量生抽。4. 加入盐、鸡粉, 淋入老抽, 拌匀煮沸; 放入豆腐, 搅匀, 煮2分钟至熟; 盛出, 装入碗中, 撒入葱花即可。

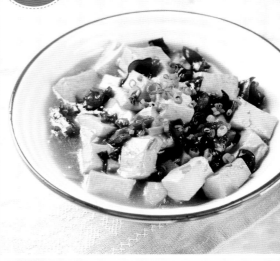

能量 总热量约264.5千卡/蛋白质22.3克
计算 脂肪8.2克/糖类41.2克

梅汁苦瓜

烹饪方法: 拌　🍲 1人份

原 料
苦瓜180克, 酸梅酱50克

调 料
盐3克

做 法
1. 洗好的苦瓜对半切开, 去籽, 切成段, 再切成条。2. 开水锅中, 放入适量盐, 倒入切好的苦瓜, 煮1分钟, 至其断生; 捞出, 沥干水分, 备用。3. 把煮好的苦瓜倒入碗中, 加入少许盐, 搅拌片刻, 倒入酸梅酱, 搅拌至食材入味。4. 盛出拌好的食材, 装入盘中即可。

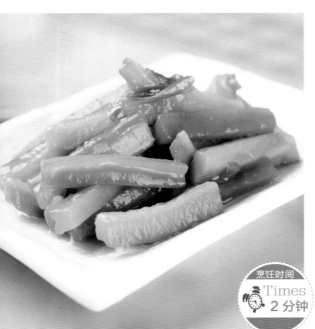

烹饪时间
Times
2 分钟

能量 总热量约34.2千卡/蛋白质1.8克
计算 脂肪0.2克/糖类8.8克